跟《濒湖脉学》学脉诊

主 编 胡志希

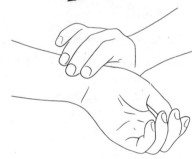

中国健康传媒集团

中国医药科技出版社

内 容 提 要

本书以《濒湖脉学》脉学理论为纲领，在原文基础上对脉诊基础知识、二十七部脉、相兼脉、特殊脉象、脏腑病证脉象等内容进行扩充解读，深入浅出阐释深奥的脉诊理论，图文并茂，全面阐述脉诊技法操作和注意事项，旨在引领读者全面系统了解脉学知识、精准掌握脉诊辨识技能。

图书在版编目（CIP）数据

跟《濒湖脉学》学脉诊 / 胡志希主编 . -- 北京：中国医药科技出版社，2025. 1. -- ISBN 978-7-5214-5153-5

Ⅰ . R241.1

中国国家版本馆 CIP 数据核字第 2025MC1687 号

美术编辑　陈君杞
版式设计　也　在

出版　**中国健康传媒集团** | 中国医药科技出版社
地址　北京市海淀区文慧园北路甲 22 号
邮编　100082
电话　发行：010-62227427　邮购：010-62236938
网址　www.cmstp.com
规格　880×1230mm $\frac{1}{32}$
印张　6 $\frac{3}{4}$
字数　157 千字
版次　2025 年 1 月第 1 版
印次　2025 年 1 月第 1 次印刷
印刷　北京印刷集团有限责任公司
经销　全国各地新华书店
书号　ISBN 978-7-5214-5153-5
定价　**35.00 元**

获取新书信息、投稿、为图书纠错，请扫码联系我们。

编 委 会

序言

　　脉诊是医生用手指对患者身体某些特定部位的动脉进行切按，体验脉动应指的形象，以了解健康状况或病情变化并进行病证辨别的一种诊察方法。脉诊是最具中医特色的诊断方法，虽为"四诊"之末，但"微妙在脉，不可不察。"《濒湖脉学》汲取明以前脉学之精华，载二十七部脉，至精至简，易于诵记，为历代医家所推崇。近年来，市场上涌现出越来越多的白话解丛书，百家争鸣，见仁见智。但权威科学、系统阐发的书籍鲜少。因此，我们以《濒湖脉学》脉学理论为纲领，深入浅出讲解脉诊知识，图文并茂阐述脉诊技法操作和注意事项，使脉诊更加形象化、浅显化、生动化。

　　本书内容遵循"十四五"规划教材《中医诊断学》脉诊部分，参考脉诊国家标准操作规程。全书以《濒湖脉学》经典原文为切入点，对中医脉诊基本理论和技法操作进一步扩充阐述，以通俗易懂的语言，结合实操图片讲解脉诊操作技能。同时，将二十七部脉现代认识与《濒湖脉学》体状诗、相类诗、主病诗相结合，列举名医病案分析，使各脉象特点具体实用。脏腑病证脉象部分使本书更贴近临床需求，对脉诊运用实践进行系统呈现，这对于全面把握复杂病情至关重要，使读者能更精准掌握脉诊技能。

本书共分六章。第一至二章介绍脉诊的基础知识、技法操作，主要内容为脉诊源流与概念、脉诊方法与运用，通过脉诊实操图片强化诊脉要点；第三至五章讲述病理脉象，主要内容为详解二十七部脉、脉象鉴别及常见相兼脉、特殊脉象，通过解读原文还原经典、分析病案补充阐发；第六章阐述常见脏腑病证脉象特点，详细记录脉理分析、脉诊要点等。

本书的编写得到以国家重点学科、国家精品课程、全国黄大年式教师团队为平台的湖南中医药大学中医诊断教研室全体老师的支持，特别是全国中医药名师袁肇凯教授的悉心指导，使本书增色不少，在此一并致谢！由于本书编写时间紧、任务重，加之编者水平有限，难免存在一些不足和疏漏之处，真诚希望同行专家和广大读者给予批评指正。

编　者

2024 年 12 月

目录

第一章　脉诊源流与概念

第一节　脉诊源流 ································· 2

　　一、秦汉时期脉诊开始形成 ············· 2

　　二、魏晋时期《脉经》问世 ············· 5

　　三、隋唐时期脉诊广泛应用 ············· 6

　　四、宋元时期脉诊百家争鸣 ············· 8

　　五、明清时期《濒湖脉学》成书 ········· 9

　　六、近现代智能脉诊仪诞生 ············· 13

第二节　脉诊是什么 ····················· 20

　　一、脉诊概念 ························· 20

　　二、脉诊原理 ························· 21

　　三、脉诊部位 ························· 24

第二章　脉诊方法与运用

第一节　脉诊方法与注意事项 ··········· 32

　　一、脉诊方法 ························· 32

　　二、脉诊注意事项 ····················· 38

三、脉诊易犯错误 ·················· 39

四、脉象要素 ····················· 46

第二节　正常脉象 ·················· 47

一、正常脉象的指感 ·············· 48

二、正常脉象的特点 ·············· 49

三、正常脉象的生理变异 ·········· 51

第三节　脉诊临床运用与意义 ········ 53

一、脉诊的临床运用 ·············· 55

二、脉诊的临床意义 ·············· 59

第三章　详解二十七部脉

第一节　脉位异常 ·················· 64

一、浮脉 ······················· 64

二、散脉 ······················· 66

三、芤脉 ······················· 69

四、革脉 ······················· 72

五、沉脉 ······················· 74

六、伏脉 ······················· 76

七、牢脉 ······················· 79

第二节　脉率异常 ·················· 81

一、迟脉 ······················· 81

二、缓脉 ……………………………………………… 84

三、数脉 ……………………………………………… 87

第三节　脉律异常 ………………………………… 91

一、促脉 ……………………………………………… 91

二、结脉 ……………………………………………… 93

三、代脉 ……………………………………………… 96

第四节　脉长异常 ………………………………… 98

一、长脉 ……………………………………………… 98

二、短脉 ……………………………………………… 100

第五节　脉宽异常 ………………………………… 103

一、洪脉 ……………………………………………… 103

二、细脉 ……………………………………………… 106

三、濡脉 ……………………………………………… 108

四、弱脉 ……………………………………………… 110

五、微脉 ……………………………………………… 113

第六节　脉流利度异常 …………………………… 115

一、滑脉 ……………………………………………… 115

二、动脉 ……………………………………………… 118

三、涩脉 ……………………………………………… 120

第七节　脉紧张度异常 ……………………… 123

一、弦脉 ……………………………………… 123

二、紧脉 ……………………………………… 126

第八节　脉力异常 …………………………… 129

一、虚脉 ……………………………………… 129

二、实脉 ……………………………………… 131

第四章　脉象鉴别及常见相兼脉

第一节　脉象鉴别 …………………………… 136

一、比类法鉴别 ……………………………… 136

二、对举法鉴别 ……………………………… 141

第二节　常见相兼脉 ………………………… 143

一、相兼脉概念 ……………………………… 143

二、常见相兼脉及主病 ……………………… 143

第五章　特殊脉象

第一节　真脏脉 ……………………………… 148

一、真脏脉概念 ……………………………… 148

二、真脏脉分类及列举 ……………………… 149

第二节　妇人脉 ··· 150

一、月经脉 ··· 151

二、妊娠脉 ··· 151

三、临产脉 ··· 152

第三节　小儿脉 ··· 153

一、诊小儿脉诊的源流与意义 ················· 153

二、诊小儿脉方法 ··· 154

三、小儿正常脉象 ··· 155

四、小儿常见病脉 ··· 156

第六章　常见脏腑病证脉象特点

第一节　心系病证脉象特点 ····················· 160

一、心血虚证 ··· 160

二、心气虚证 ··· 160

三、心阳虚证 ··· 161

四、心火亢盛证 ··· 162

五、心脉痹阻证 ··· 163

第二节　肺与大肠病证脉象特点 ············· 166

一、肺气虚证 ··· 166

二、肺阴虚证 ··· 167

三、风寒犯肺证 ……………………………… 168

四、风热犯肺证 ……………………………… 168

五、肺热炽盛证 ……………………………… 169

六、痰热壅肺证 ……………………………… 170

七、寒痰阻肺证 ……………………………… 171

八、大肠湿热证 ……………………………… 172

九、肠热腑实证 ……………………………… 173

第三节　脾与胃病证脉象特点 ……………………… 174

一、脾气虚证 ………………………………… 174

二、脾不统血证 ……………………………… 175

三、湿热蕴脾证 ……………………………… 176

四、寒湿困脾证 ……………………………… 177

五、胃阴虚证 ………………………………… 178

六、寒滞胃脘证 ……………………………… 178

七、胃热炽盛证 ……………………………… 179

第四节　肝与胆病证脉象特点 ……………………… 180

一、肝血虚证 ………………………………… 180

二、肝郁气滞证 ……………………………… 181

三、肝火炽盛证 ……………………………… 182

四、肝阳上亢证 ……………………………… 183

五、寒凝肝脉证 ……………………………… 184

六、胆郁痰扰证 ……………………………… 185

第五节　肾系病证脉象特点 ·················· 186

　　一、肾阳虚证 ·················· 186

　　二、肾虚水泛证 ·················· 187

　　三、肾阴虚证 ·················· 188

　　四、肾气不固证 ·················· 189

　　五、膀胱湿热证 ·················· 189

第六节　脏腑兼病脉象特点 ·················· 190

　　一、心肾不交证 ·················· 190

　　二、心肾阳虚证 ·················· 192

　　三、心脾两虚证 ·················· 192

　　四、肺肾阴虚证 ·················· 193

　　五、肝火犯肺证 ·················· 194

　　六、肝胆湿热证 ·················· 195

　　七、肝郁脾虚证 ·················· 196

　　八、肝肾阴虚证 ·················· 197

　　九、脾肾阳虚证 ·················· 198

第一章
脉诊源流与概念

"至今天下言脉者，由扁鹊也。"脉诊起源于扁鹊，形成于《内经》，运用于伤寒，系统阐述于《脉经》。从秦汉时期至近现代，脉诊为历代医家所重视，并得到了长足发展。本章主要内容是脉诊源流、基本概念与诊脉原理。

第一节　脉诊源流

脉诊是中医四诊的重要组成部分，是中医理论用于临床辨证论治的诊断方法。它蕴含着古代哲学思想和古老的认识方法，能够反映中医理论特点。它在中医学的运用，远远超出了"诊"的范围而涉及到中医学的各个方面。千百年来，人们把脉诊作为别阴阳、辨脏腑、论虚实、断病机与定治则的根据之一，在整个医疗实践中有着举足轻重的地位。从发展起源上讲，脉诊历史源远流长，深入追溯脉诊源流对于脉诊甚至中医学的学习都具有重要意义。

一、秦汉时期脉诊开始形成

该时期由于社会发生急剧变化，政治、经济文化有了显著的发展和进步，学术思想日趋活跃，特别是先秦时期的阴阳五行思想、儒家思想等，这些对脉诊学说的形成产生了重要的影响。《黄帝内经》《难经》和《伤寒杂病论》等书的问世，进一步完善了脉诊的内容。

《黄帝内经》是我国现存最早、保存脉学内容最丰富的古代医学经典，其对秦汉以前的脉诊内容进行了较为全面的总结，为后世脉诊的发展及完善奠定了基础。该书规范了脉诊的基本要求，强调医生诊脉当在清晨心神宁静之际进行，并记载了30多种脉象和主病，详细论述了三部九候诊法、人迎寸口诊法、尺肤诊法、虚里诊法等。其中，三部九候诊法将不同脉诊部位进行比较，并辨析相应脏腑经络的变化。如《素问·三部九候论》记载："帝曰：何谓三部？岐伯曰：有下部，有中部，有上部，部各有三候。三候者，有天有地有人也，必指而导之，乃以为真。上部天，两额之动脉；上部地，两颊之动脉；上部人，耳前之动脉。中部天，手太阴也；中部地，手阳明也；中部人，手少阴也。下部天，足厥阴也；下部地，足少阴也；下部人，足太阴也。"此外，《素问·平人气象论》还记载了平人脉象："人一呼脉再动，一吸脉亦再动，呼吸定息脉五动，闰以太息，命曰平人。"并提出了大小、长短、滑涩等20余种具体脉象。《黄帝内经》对脉法的记载虽然简要，但是内容全面，为后世脉学的发展奠定了基础。

秦越人脉诊闻名，是脉诊初成体系的集大成者，直到汉时的司马迁仍称"至今天下言脉者，由扁鹊也"。据《史记·扁鹊仓公列传》所载，长桑君秘授扁鹊禁书与上池之水，使之能"视见垣一方人……尽见五脏症结，特以诊脉为名耳。"然而，扁鹊的脉诊思想未以著作传世。所幸《脉经》与成都西汉墓葬老官山出土的医简中，依稀可见"扁鹊（敝昔）曰"之语。虽或为后世所托，却亦能管窥扁鹊之后脉诊学术的演变脉络。

扁鹊之脉诊法汇集遍诊血脉、经脉动脉法及络脉法之精髓，并利用循经感传现象发现病理，通过色脉相参明确诊断。此外，还涉及遍诊头部、胃部、腹部动脉，以及触诊经络关要等方法，旨在探寻阴阳气血之流通状态。头部是"清阳之会"，头部脉诊主要候取阳气及体表的状态。胃部脉诊主要诊断中焦阴阳气交是否顺畅。脐部脉动在《难经·十六难》中又称动气，该书载脐部的上、下、中、左、右的动气，分别与心脉、肾脉、脾脉、肝脉、肺脉对应，如出现病脉，则"按之牢若痛"。寻按脐部动脉不仅能获知下焦及膀胱的气血流行状态，还能探知五脏的病因。通过触摸经络的循行状态，发现阴阳、上下、内外的经络传导是否逆乱。相传扁鹊诊虢国太子之病，断定"太子未死也。夫以阳入阴支兰藏者生，以阴入阳支兰藏者死。凡此数事，皆五藏蹙中之时暴作也。"扁鹊通过色脉合参，探知虢国太子阴阳之气脉都已逆乱，阳脉陷入阴脉之中，阴脉上争于阳络，头部阳络交会枢纽与腹部阴脉交会枢纽都已逆乱，故使人昏死而无觉，表现为"色废脉乱，故形静如死状"。

《难经》虽非扁鹊所作，但可能与扁鹊学派相关。其取《素问》《灵枢》中有关经脉、脏腑的文献发挥为"八十一难"，其中尤以发挥经脉的内容为多，而经脉之中又以发挥脉诊最有成就，为后世所称颂。《难经》丰富了《黄帝内经》的脉学理论，赋予了脉诊新的内容，为《脉经》的成书打下了良好的基础。书中首倡"独处寸口"诊脉法，其在《难经·一难》提出："寸口者，脉之大会，手太阴之动脉也""五脏六腑之所终始，故法独取于寸口也。"《难经·二难》明确提出了切脉的部位及"寸、关、尺"的概念，首次阐释了"独取寸口"脉法，在《黄帝内经》基础上有所发展。

到了东汉时期，张仲景在继承《内经》《难经》的基础上，勤求古训，并结合临床实践，博采众法。所著《伤寒论》强调脉证并治，首次明确提出辨证论治的思想，将脉诊学的内容融会贯通于辨证论治的过程当中。如此辨证的主要依据是天人合一的整体思想和此前形成的脉诊理论，这是中医发展史上往前迈进的重要一步。在论著中，关于脉象的论点较多，总以阴阳为辨脉之纲要，提出了"……凡脉大、浮、数、动、滑，此名阳也；脉沉、涩、弱、弦、微，此名阴也……"。仲景又在《内经》《难经》的基础上，将脉诊法进一步发展，形成了独取寸口诊法、人迎、寸口对比诊法和跌阳脉单诊法等。在《难经·十八难》中有言:"脉有三部九候,各何所主之? 然,三部者,寸、关、尺也。九候者,浮、中、沉也……"。《伤寒论》在该理论的基础上,选择不同的诊脉之法以应对不同的病证,把临床证候与脉诊之法紧密结合,实为一大创举。此外,仲景简化了《内经》中的三部九候脉诊法,开创了手足并诊法,并在此基础上进一步发展为"人迎、寸口、趺阳三部诊法",与独取寸口诊法相得益彰、互为补充。在《伤寒论》中,有关趺阳诊法的内容也极为丰富,仅提到的脉象就有浮、涩、滑、弦、伏、紧、微、迟、缓、大、沉等十余种,因趺阳脉为胃经之所过处,该脉可充分反映胃气之盛衰,从而为临床诊断提供更丰富的信息。此外,《伤寒论》脉诊也拓宽了脉诊的应用范围,通过诊脉来辨明病因病机、判断疾病进退、指导临床治疗等,脉诊法在仲景时代得到了长足的发展。将脉、证两者作为辨证的主要客观依据,确是张仲景在脉诊上的一大贡献。

二、魏晋时期《脉经》问世

发展至魏晋时代,脉学的内容更为丰富充实,诊法更为简便实用。太医令王叔和结合自己的临床心得,再次总结了《难经》与《内经》,并专研了《伤寒论》的脉学成果,集众家之长最终著成《脉经》。该书集合了《难经》《内经》的脉学精华并继承了《伤寒论》的脉学思想,堪称解释《伤寒论》脉学最为详细的中医学论著。书中论脉24种,提出独取寸口诊法和脏腑分候,确立了脉学规范,蔚然成一家之言,使后学者有法可循,是脉学上的巨大进步,且为历代医家奉为圭臬。

《脉经》集西晋以前脉学之大成,分述九候、寸口、二十四脉等脉法,完善了寸口三部与脏腑的对应关系,制定了脉形、脉名、主证等规范。在脉学理论的建设方面，对前人习用的脉名及脉形进行了研究总结，归纳为浮、芤、滑、数、革、软、弱、散、缓、迟、结、代、动等24种脉象，并准确描述了各种脉象的不同指感。如"浮脉，举之有余，按之不足""芤脉，浮大而软，按之中央空，两边实""洪脉，极大在指下""滑脉，往来前却流利，展转替替然，与数相似""数脉，去来促急"等。同时，《脉经》还对各种反常脉的病理意义进行了比较详细的阐述。王叔和脉学所载脉象由于名称统一、指标明确、临证实用、易于推广，因而得到当时及后世的广泛承认，并成为后世脉法的准则。《脉经》使独取寸口法更加体系化、系统化，在临床应用中更加方便与完善，从而使该诊法一直沿用至今。《脉经》的问世是脉学形成的标志，象征着中医脉诊进入了一个新时代，是中医脉诊在古代第一次完全意义上的标准化，具有里程碑式的意义。

三、隋唐时期脉诊广泛应用

隋唐时期，脉学得到了空前的推广与应用。这一点在《诸病源候论》与《备急千金要方》等著作中得到了显著体现。其中，不仅详细论述了多种单脉特征及其主病，如浮脉、沉脉、涩脉、滑脉等，还深化了对兼脉的研究，涵盖了浮滑疾紧脉、浮洪大散脉、深沉微细迟脉、细小紧急脉、促短脉等多种脉象。此外，脉学更是渗透至多个医学专科，广泛应用于临床，指导实践。

孙思邈对诊脉之法高度重视。他所撰写的《备急千金要方》详细论述了诊脉的基本方法和要求以及各种脉象的主病和属性，曾以"夫脉者，医之大业也"来高度评价脉诊一学。孙思邈的著作在原有《脉经》内容的基础上进一步弥补不足，有所补充与完善。如厘清《脉经》里表述模糊的脉，如浮脉、涩脉、洪脉；改正《脉经》里的表述错误，如将革脉改成牢脉、软脉改成濡脉；补充《脉经》里未提及的脉象，如促脉、结脉；将《脉经》里描述的脉象具体形象化，如涩脉、滑脉、迟脉、动脉等。这些脉学新见解对后人研究脉学知识有很大的启发和指导意义。他认为若不深究脉学一道，就没有可医之法，同时因"凡人修短不同，其形各异"，故此孙思邈更强调采用同身寸法来确定寸、关、尺的具体应用长度。孙思邈晚年结合自己的临床经验再撰《千金翼方》，以期与《备急千金要方》"輎輏相济，羽翼交飞"，共成一家之说。在《千金翼方》"诊杂病脉第七"中，孙思邈指出：至脉是指一呼再至为平，三至为离经，四至为夺精，五至为死，六至为命绝。损脉是指一呼一至为离经，二呼一至为夺精，三呼一至为死，四呼一至为命绝。损脉主病的顺序是，一损于皮毛，皮聚毛落；二损于血脉，血脉虚少，不能荣于五脏；三损于肌肉，肌肉消瘦，饮食不为肌肤；四损于筋，筋缓不能自扶持；五损于骨，骨痿不能起于床。这与《脉经》卷四"诊损至脉第五"是相符的，可见孙思邈继承了王叔和的部分理论。损至脉这是病邪从外至内，一层一层的深入，提示病情由轻至重，由表至里，逐渐恶化，预后不良。孙思邈还提出"平和之脉，不缓不急、不涩不滑、不存不亡、不长不短、不低不昂、不纵不横，此为平也，无病"。一般妇人脉较弱于男子，柔和力度小，年轻女子其软滑的形象更为明显。又有逐月妊娠、欲产、已产、新产、产后脉及经带脉的特定诊法，这些诊法的常中之变，诊妇人时尤当加以注意。小儿是稚阴稚阳之体，阴阳未充，脉动较成人为快，四五岁者，呼吸八至，一般十四岁以后其脉动方逐渐与成人相近。诊小儿脉应以安静或睡眠时为佳，一般以一指定三关，只辨浮沉迟数，有力无力之象。老人的脉略微弱，略弦，是阳赢于阴，此为正常脉象。

在隋至唐这个时间范围里，基本遵循王叔和的脉学理论，并有所改进与发展。隋朝受《脉经》的影响，比较重视脉学，唐朝主要是搜集临床资料，重视临证经验，不重视脉学，脉学知识逐渐淡化。

四、宋元时期脉诊百家争鸣

宋代崔嘉彦著《脉诀》，又名《崔氏脉诀》《崔真人脉诀》《紫虚脉诀》。此书建立了一个辨脉辨证新体系，即"四脉为纲"。其以"浮、沉、迟、数"为宗，"风、气、冷、热"为主病，结合脉象、三部及脏腑阐述脉证规律，将二十四脉分别隶属其下，且增补革、牢二脉。全书通俗易懂，以琅琅上口的四言歌诀形式，阐述脉学义理，便于习诵。施发编著的《察病指南》是现存最早的一部脉图，该书创造了33种脉象图，以图示脉，生动形象。全书内容虽以脉诊为主，但也包括一般诊法，根据七表、八里、九道3类类脉，描述24种脉象的脉形和主病，并记载7种死脉脉象，对后来的医家著作产生了深远的影响。许叔微著《仲景三十六种脉法图》，以图描绘指下脉象的形状。许氏认为仲景脉法是治疗伤寒病的脉法，而在当时流行的七表八里脉是治疗杂病的脉法，二者不同，不可混为一谈。因此撰写此书，以进一步区分伤寒脉与杂病脉。南宋刘昉著《幼幼新书》，汇集整理了宋代以前儿科学成就，并以图文并用的形式记载了小儿指纹诊法。

金元时期，戴启宗著《脉诀刊误集解》。戴氏以《内经》为依据，反复校对考核并详细订正了《脉诀》中语义不明、内容有误之处。该书广集历代名医之说并加以论证。上卷详论寸关尺三部九候和七表、八里、九道脉象主病；下卷记载内、妇、儿科诸证及其治疗方法。在《脉诀》的歌括后，又辨其谬误，以正本说。滑寿著《诊家枢要》，提出举、按、寻三种指法，以浮、沉、迟、数、滑、涩六脉为纲，详细论述 30 种脉象的脉形及主病，采用两种相反脉象对比的方法描述脉体，两脉相对，互为参校。此书在脉理、平脉、病脉、小儿指纹诊断等方面的论述独树一帜，尤其是脉象的诊断方法，论述详实，涉及面广，受到后人重视。危亦林的《世医得效方》，以"依按古方，参以家传"的编辑方法撰称，因而得名，论述了危重疾病的"十怪脉"。

五、明清时期《濒湖脉学》成书

明清时期脉诊发展迅速，出现大量专著。明代沈际飞重订的《人元脉影归指图说》，采用七表、八里、九道类脉法论述 24 种脉象。全书以七言歌诀体裁描述脉的体状、主病和属性，以歌诀补注记述脉象、预后、主病及病位；附论奇经八脉与 16 种怪脉，记述其循行、脉状、主病，谓"此十六脉皆必死之候"。每种脉的末尾均附有脉图，共有脉图 48 幅。书末附有左右手图，分寸、关、尺三部，记述七表八里主病及三部脏腑之绝证。张世贤著《图注难经脉诀》附有脉影示意图，以图为注，说明脉象的"体位"及"性状"。张太素著《太素脉诀》，又名《太素脉秘诀》，将人的脉象变化归纳为"五阳脉""五阴脉""四营脉"。"五阳脉"即浮、滑、实、弦、洪，"五阴脉"即微、沉、缓、涩，"四营脉"即轻、重、清、浊。

李时珍的《濒湖脉学》撰于嘉靖四十三年（1564 年）。李时珍晚年自号濒湖山人，此书成书于晚年，故得其名。《濒湖脉学》被视为脉学的入门之书，全书取诸家脉学之精华，详细记载了 27 种脉的脉体、主病及同类脉鉴别，深受后人推崇。《濒湖脉学》分为两部分：一部分由李时珍撰写，文体为"七言诀"，论述浮、沉、迟、数、滑、涩、虚、实、长、短、洪、微、紧、缓、芤、弦、革、牢、濡、弱、散、细、伏、动、促、结、代，共 27 种脉象的脉体、主病及同类脉的鉴别；后一部分是李时珍之父李言闻根据崔嘉彦的《四言脉诀》删补所写的《四言举要》，文体为"四言诀"，全面介绍了脉学，概述经脉的生理、脉诊的方法、诸脉形态、主病以及诸病脉象等内容。《濒湖脉学》首创将脉象按阴阳属性进行分类，将27 脉分为四大类，包括阳、阴、阳中阴、阴中阳。其中"浮、数、实、长、洪、紧、动、促" 8 脉属"阳"，"沉、迟、涩、虚、短、微、缓、革、濡、弱、散、细、伏、结、代" 15 脉属"阴"，"滑、芤、弦" 3 脉属"阳中阴"，"牢脉" 1 脉属"阴中阳"。该书描述每种脉象时，首先简明地援引前人的论述，继而以"体状诗""相类诗""主病诗"或"体状相类诗"栏目，分别叙述各种脉象的特点、鉴别及主病。如论述浮脉，首先说："浮脉，举之有余，按之不足，如微风吹鸟背上毛，厌厌聂聂，如循榆荚，如水漂木，如捻葱叶。"体状诗："浮脉惟以肉上行，如循榆荚似毛轻，三秋得令知无恙，久病逢之却可惊。"相类诗："浮如木在水中浮，浮大中空乃是芤，拍拍而浮是洪脉，来时虽盛去悠悠。浮脉轻平似捻葱，虚来迟大豁然空，浮而柔细方为濡，散似杨花无定踪。"接着用简单的文字来区分不同情况的浮脉："浮而有力为洪；浮而迟大为虚，虚甚为散；浮而无力为芤；浮而柔细为濡。"主病诗："浮脉为阳表病后，迟风数热紧寒拘，浮而有力多风热，无力而浮是血虚。寸浮头痛眩生风，或有风痰聚在胸，关上土衰兼木旺，尺中溲便不流通。"接着又阐述浮脉在各种病证中的不同特点：

"浮脉主表，有力表实，无力表虚，浮迟中风，浮数风热，浮紧风寒，浮缓风湿，浮虚伤暑，浮散劳极。"内容符合临床实际，易于传诵，流传广泛，是中医初学者学习脉法的阶梯。

明代吴崑著《脉语》，又名《脉学精华》，论脉简要，对太素脉基本持批评态度，书末所附脉案格式是对医者在诊病时书写病案提出的具体要求。张介宾著《景岳全书》，其中第四卷至第六卷为《景岳全书·脉神章》，详细论述了脉神、正脉十六部、脉之常变、脉之从舍、顺逆等内容。上卷从部位、脉度、三部九候等方面阐述《内经》脉义；中卷分析脉神、脉位，并介绍了浮、沉、迟、数、洪、微、滑、涩、弦、芤、紧、缓、结、伏、虚、实16种脉象，分析脉之常变、逆顺等情况；下卷列述《难经》、张仲景、滑寿等诸家脉义，以供参考。李中梓著《诊家正眼》，在《内经》和《难经》的基础上将脉象增定为28种，并广泛引用历代医家的脉学论述。书中通过按语或注释的形式，详细阐述了脉象的基本理论和临床应用，内容涵盖脉象机理、切脉方法、注意事项、正常脉象、病理脉象以及妇人脉、小儿脉等。该书论述有较多的发挥，以为脉象多变，"欲达变探微，非精研《灵》《素》，博综百家不可也。"并能客观地对待脉诊，提出"不问其症之所由起，先与切脉，未免模糊揣度，必不能切中病情者矣。"

清代徐灵胎著《洄溪脉学》，分脉位法天地五行论、提纲论等24篇阐述脉理，认为诊脉以"表、里、寒、热、虚、实"六者为纲。书中描述26种脉象，强调从相似脉、对举脉、兼至脉等6方面进行察脉辨析。其中，相似脉以11组为序，包括迟缓、沉伏、数紧滑、浮虚芤、濡弱、微细、弦长、短动、洪实、牢革、促结涩代。对举脉亦即相反脉从8组入手，分为浮沉、迟数、虚实、长短、滑涩、洪微、紧缓、结促。同时指出代、牢、弦、革、芤、濡、细、弱8种脉象不可对举。黄宫绣著《脉理求真》，全书共三卷，卷一为新著脉法新要，介绍脉诊部位及各脉象主病；卷二为《新增四言脉要》注释，阐述了黄氏的脉学见解；卷三为十二经脉歌和奇经脉歌，书末附有"脉要简易便知"，对脉象的几个重要问题进行讨论。周学海著《重订诊家直诀》，该书在《周氏脉学四种》和《外诊简摩》的基础上简化而成，对各种脉象进行形象化描述，是周氏脉学思想的重要反映。全书在传统的举、按、寻、推诊脉指法的基础上，提出创造性的移指法、直压法等，并对各种脉象的气、血、虚、实、寒、热进行详细的描述。周氏在仔细研究古代脉学的基础上提出诊脉不应拘泥古人的定则，并总结出浮沉、迟数、强弱等24字诊脉法则，创立以"位数形势，微甚兼独"为纲的诊脉方法，使脉象更能全面地反映疾病的变化，对后世影响深远。李延昰著《脉诀汇辨》，认为脉学有六要：辨析相类之脉，对举相反之脉，熟悉兼至之脉，察定平常本脉，准随时令变脉，确认真藏绝脉。因此，将古今医家对脉象的辨驳之语汇集成编，对王叔和等诸贤之"微乖"也一一刊正。在篇末附上脉案记录格式，供临床医师记录病情时参考，使病案记录逐渐规范化。张璐著《诊宗三昧》，全称《石顽老人诊宗三昧》，全书共十二篇，第三至六篇为色脉、脉位、脉象、经络，介绍色脉、脉位、经络之常与变；第七篇详细讨论了浮、沉、迟、数、滑、涩、虚、实、弦、缓、洪、微、紧、弱、长、短、大、小、芤、濡、动、伏、细、疾、牢、革、促、结、代、散、清、浊32种脉象的主病机理、预后及相似脉鉴别；第八篇记述了古代医家辨证论脉的异同及脉证不合等问题，并阐述了临床实践中的舍脉从证、舍证从脉、脉证合参等情况；第九至十二篇记述了逆顺、异脉、妇人、婴儿的脉象，力纠时弊，澄清对脉学理论的模糊认识。周学霆著《三指禅》，以脉学难晓，全凭禅悟，"全身脉症，于瞬息间尽归三指之下"，故得其名。周氏根据《内经》以平人定病脉的理论，以"缓脉"为标，认为"定清缓脉，方可定诸病脉；精熟缓脉，即可以知诸病脉。脉之有缓，犹权度之有定平星也"，故着重阐明正常生理脉象，根据阴阳理论，以缓脉为权衡标准，建立浮、沉、迟、数四大纲，并以微、细、虚、实等22脉为对应的脉学范畴体系，将27脉归属于一个有机系统中，对勘互见，相形易明。周氏还对比分析了微脉与细脉、虚脉与实脉、长脉与短脉等各种脉象的区别，这种对比分析法，使人们能够清楚地了解每对脉之间的特征和差异，便于人们理解和掌握。该书切合临床应用，探讨内科疾病和外感杂病的脉诊情况，论述有风痨鼓膈、湿病暑热、痢症风寒，及经带胎产、小儿疳证、内外痈疽等近40篇脉论，每篇均凭借其丰富的临床经验，将脉诊与疾病病因、病理及疾病的变化转归情况紧密结合，进行分析阐发，结合脉象确定治法方药，适合临床实用。

六、近现代智能脉诊仪诞生

近代以来，脉诊的研究有了很大的进展，无论脉学理论还是临床应用方面，都上升到了一个新的高度。在传统脉诊的研究上更加深入，出现了大量的专著。如1926年恽铁樵所著的《脉学发微》，从中西汇通的角度阐述脉象理论，解释脉要：卷二为脉学概论、原理等，并解释十字脉象，包括大、浮、动、数、滑、沉、涩、弱、弦、微脉；卷三和卷四结合病例分析促、结、代、浮、沉、迟、数诸脉。1986年黄世林著《中医脉象研究》，详细论述了脉象图法、平脉和病脉脉象图和诊断标准，说明各种脉象的脉图特征及临床意义，并附有对应的临床病例脉象图分析，该书是我国第一部脉象图研究专著，内容全面，脉图成谱。中医高等院校规划教材《中医诊断学》的编写，使脉诊更加标准化、规范化和科学化。现代中医学者运用先进的科学技术和方法，研制出脉象仪和脉搏动图，为中医脉诊的研究和开发提供了新的工具。

20世纪70年代以来，随着电子和医学工程相关技术的迅速发展，各种脉象仪和传感器相继问世，推动了脉象标准化的研究及发展。1860年，法国人Vierordt利用杠杆和压力鼓等部件制造出第一台弹簧杠杆式脉搏描记器。1957年，朱颜首次将杠杆式脉搏描计器与中医脉诊相结合，后来用于中医脉诊的研究。1958年，陈可冀研制了压电式脉搏拾振器，该设备可以记录高血压病弦脉脉象的波形图。由此脉象研究从示意图进入到波示图阶段。

随着科技水平的进步和医疗技术的发展，各种脉冲装备和脉冲传感器相继问世。在过去的20年里，来自许多不同学科的研究人员合作开发了各种脉象检测与记录设备。这些仪器种类繁多，在多功能上从单一发展到多元，操作方式也从纯手动进化为智能一体化集成。其中包括上海的MX-5型、HMX-4C型，北京的BYS-14型四导心电脉象仪和TP-CBS型，天津的MTY-2型脉图仪，以及上海的ZM-I型、ZM-II型、ZM-III型脉象仪等。随着脉诊仪的研发和应用，各类脉象图的研究也层出不穷。现代脉诊仪已广泛应用于人体脉象和疾病的脉象诊断各个方面，并取得一定进展。脉诊仪和脉象图的出现，标志着脉诊正朝着客观化、标准化及规范化的方向发展。

2000年，汤伟昌研制一系列不同形式的换能器，其中多路换能器除了能检测到普通换能器检测的脉象信息外，还可以检测到脉象的宽度方向等相关信息。2001年，袁肇凯、胡志希研制的 BC-4 型定量式光电血管容积图仪，不仅可以描记光电容积图、分析血流参数，还可以输出脉压、脉率、波幅等数值参数。2005 年，郑小伟研制出中医指套传感器脉象仪，体积小，便于携带，不仅可以帮助医生在诊脉时感受脉搏、查看脉象波形，还可以将数据传输到计算机进行脉象的相关分析和判断。随着计算机技术的发展和普及，这种新兴的基于计算机的测量方法，即虚拟仪器技术，充分利用了现有计算机的强大硬件，使脉诊更加准确和客观。2007 年，还出现了中医脉象教学考试仪，可用于中医院校教学。脉象模拟训练系统的出现有助于学院派的中医学生快速掌握中医典型脉象的临床特征。2011 年，胡松成研发了配备传感器阵列的三维脉诊仪，是目前较权威的带有触觉阵列传感器的脉冲测量仪器。2015 年，周侃恒研制了新型三探头自加压脉象仪，利用微型触力传感器实时采集脉象信号，实现了脉象的"三部九候"采集过程和实时分析处理功能，对脉象进行客观定量分析。2016 年，上海中医药大学自主研制了 PDS-1 型三部脉诊仪，配有可伸缩式的脉枕，可用于观察寸、关、尺三部脉象之间的参数差异。2021 年，Polley 发明了一种可穿戴式蓝牙分诊医疗监控系统，可以通过无线连接远程检测，同时检测患者的脉搏、体温和呼吸状态。

近年来，医疗设备制造商在脉诊设备的研发方面发展迅速，为脉诊的现代化研究奠定了基础。直到如今，研究人员将脉诊设备与超声检测和超声显像技术相结合，脉象研究也从波示图进入到声像图的新阶段。各种类型的脉诊设备正逐渐被大众接受，有望在未来的临床实践中得到推广和应用。未来的脉诊设备将朝着更加智能化、便捷化、无线化的目标发展。

表 1-1　各时期脉诊主要著作

时期	成果（著作/脉诊设备）	作者	主要成就
秦汉时期	《黄帝内经》		是我国现存最早、保存脉学内容最丰富的古代医学经典，记载了30多种脉象和主病，并详细论述了三部九候诊法、人迎寸口诊法、尺肤诊法、虚里诊法等
	《难经》		首倡"独处寸口"诊脉法
	《伤寒论》	张仲景	首次提出辨证论治的思想，形成独取寸口诊法、人迎、寸口对比诊法和趺阳脉单诊法等，开创了手足并诊法，并在此基础上进一步发展为"人迎、寸口、趺阳三部诊法"
魏晋时期	《脉经》	王叔和	堪称《伤寒论》脉学最为详细的中医学论著，提出独取寸口诊法和脏腑分候，是脉学形成的标志
隋唐时期	《备急千金要方》	孙思邈	详细论述了诊脉的基本方法和要求以及各种脉象的主病和属性
宋元时期	《紫虚脉诀》	崔嘉彦	建立了"四脉为纲"的辨脉辨证新体系，以"浮、沉、迟、数"为宗，"风、气、冷、热"为主病
	《察病指南》	施发	现存最早的一部脉图，创造了33种脉象图，以图示脉
	《仲景三十六种脉法图》	许叔微	以图描绘指下脉象的形状，区分伤寒脉与杂病脉
	《幼幼新书》	刘昉	以图文并用的形式记载小儿指纹诊法
	《脉诀刊误集解》	戴启宗	校订《脉诀》中语义不明、内容有误之处
	《诊家枢要》	滑寿	提出举、按、寻三种指法，采用脉象阴阳对比描述脉体
	《世医得效方》	危亦林	记载危重疾病的"十怪脉"

时期	成果（著作/脉诊设备）	作者	主要成就
明清时期	《人元脉影归指图说》	沈际飞	采用七表八里九道类脉法，论述24种脉，附论奇经八脉与16种怪脉，附脉图48幅
	《图注难经脉诀》	张世贤	附有脉影示意图，说明脉象的"体位"及"性状"
	《太素脉诀》	张太素	将人的脉象变化归纳为"五阳脉""五阴脉""四营脉"
	《濒湖脉学》	李时珍	1. 详细记载了27种脉象的脉体、主病及同类脉的鉴别，以"体状诗""相类诗""主病诗"或"体状相类诗"叙述各脉象的特点、鉴别及主病 2. 首创将脉象按阴阳属性进行分类，分为阳、阴、阳中阴、阴中阳4大类 3. 全面介绍脉学，概述经脉的生理、脉诊的方法、诸脉形态、主病及诸病脉象
	《脉语》	吴崑	附脉案格式对医者书写病案提出具体要求，对太素脉持批评态度
	《景岳全书·脉神章》	张介宾	详细论述了脉神、正脉十六部、脉之常变、脉之从舍、顺逆等内容，列述诸家脉义
	《诊家正眼》	李中梓	在《内经》和《难经》的基础上，增定脉象为28种，通过按语或注释阐述脉象的基本理论和临床应用
	《洄溪脉学》	徐灵胎	分脉位法天地五行论、提纲论等24篇阐述脉理，认为诊脉以"表、里、寒、热、虚、实"六者为纲
	《脉理求真》	黄宫绣	介绍脉诊部位及各脉象主病，阐述黄氏的脉学见解，书末讨论脉象的重要问题

时期	成果（著作/脉诊设备）	作者	主要成就
明清时期	《重订诊家直诀》	周学海	创造性提出移指法、直压法，总结出浮沉、迟数、强弱等24字诊脉法则，创立以"位数形势，微甚兼独"为纲的诊脉方法
	《脉诀汇辨》	李延昰	脉学有六要：辨析相类之脉，对举相反之脉，熟悉兼至之脉，察定平常本脉，准随时令变脉，确认真藏绝脉；篇末附脉案记录格式，使病案记录逐渐规范化
	《诊宗三昧》	张璐	讨论32种脉象的主病机理、预后及相似脉鉴别，阐述了古代医家辨证论脉的异同及脉证不合等问题及临床的舍脉从证、舍证从脉、脉证合参等情况
	《三指禅》	周学霆	以"缓脉"为标，着重阐明正常生理脉象，建立浮、沉、迟、数四大纲，探讨内科疾病和外感杂病的脉诊情况，适合临床实用
近现代	《脉学发微》	恽铁樵	从中西汇通的角度阐述脉象理论，解释脉要
	《中医脉象研究》	黄世林	论述脉象图法、平脉和病脉脉象图和诊断标准，说明各脉象的脉图特征及临床意义，并附有相关对应的临床病例脉象图分析，是我国第一部脉象图研究专著
	《中医诊断学》		脉诊更加标准化、规范化和科学化
	各类脉诊装备和传感器相继问世	法国人Vierordt	利用杠杆和压力鼓等部件制造出第一台弹簧杠杆式脉搏描记器
		朱颜	首次将杠杆式脉搏描记器与中医脉诊相结合，后来用于中医脉诊的研究

时期	成果（著作/脉诊设备）	作者	主要成就
近现代	各类脉诊装备和传感器相继问世	陈可冀	研制压电式脉搏拾振器，可以记录高血压病弦脉脉象的波形图，脉象研究从示意图进入到波示图阶段
		各类多功能脉诊仪	开发了上海的 MX-5 型、HMX-4C 型、北京的 BYS-14 型四导心电脉象仪和 TP-CBS 型、天津 MTY-2 型脉图仪和上海的 ZM-I 型、ZM-II 型、ZM-III 型脉象仪等
		汤伟昌	研制不同形式的换能器，其中多路换能器除了检测到普通换能器检测的脉象信息外，还能检测到脉象的宽度方向等信息
		袁肇凯 胡志希	研制 BC-4 型定量式光电血管容积图仪，不仅可以描记光电容积图、分析血流参数，还可以输出脉压、脉率、波幅等数值
		郑小伟	研制中医指套传感器脉象仪，帮助医生感受脉搏、查看脉象波形，并将数据传输到计算机进行脉象的相关分析和判断
		中医脉象教学考试仪	用于中医院校教学，有助于学院派的中医学生快速掌握中医典型脉象的临床特征
		胡松成	研发配备传感器阵列的三维脉诊仪，是目前较权威的带有触觉阵列传感器的脉冲测量仪器
		周侃恒	研制新型三探头自加压脉象仪，利用微型触力传感器实时采集脉象信号，对脉象进行客观定量分析
		上海中医药大学	研制 PDS-1 型三部脉诊仪，配有可伸缩式的脉枕，用于观察寸、关、尺三部脉象之间的参数差异

时期	成果（著作/脉诊设备）	作者	主要成就
		Polley	发明可穿戴式蓝牙分诊医疗监控系统，通过无线连接远程检测，同时检测患者的脉搏、体温和呼吸状态

第二节　脉诊是什么

一、脉诊概念

【濒湖脉学】脉乃血派，气血之先，血之隧道，气息应焉。其象法地，血之府也，心之合也，皮之部也。

【语释】脉乃血脉，是全身气血运行的先决条件，也是血液运行的通道。脉管的搏动与呼吸息息相关。脉在人体内的分布就像地面上纵横交错的江河一样。脉是储存运行血液的器官，在内合于心，在外遍布于皮肤肌肉之间。

脉即脉道，又称血府，为气血运行通道，也是血液汇聚之处。脉搏是指心脏跳动推动气血在脉道中流动时振动管壁所产生的搏动。脉象则是手指感觉脉搏跳动的形象，或称为脉动应指的形象，是脉位（浅、深）、脉数（频率、节律）、脉形（长短、大小）和脉势（有力、无力、流利度、紧张度）各方面的综合体现。

脉诊又称切脉，是医生用手指对患者身体某些特定部位的动脉进行切按，体验脉动应指的形象，以了解健康状况或患者病情变化，进行病证辨别的一种诊察方法。

二、脉诊原理

【濒湖脉学】资始于肾，资生于胃。阳中之阴，本乎营卫。营者阴血，卫者阳气。营行脉中，卫行脉外。脉不自行，随气而至。气动脉应，阴阳之义。气如囊籥，血如波澜。血脉气息，上下循环。

【语释】脉气根源于先天之本的肾气，滋养于后天之本的胃气，属阳中之阴气。脉气功能的发挥，离不开行于脉中属阴之营气与行于脉外属阳之卫气的相互配合。血脉不能单独运行，一定要受到脉气的推动才能运动。血脉随着脉气的运动，可以概括为"阴脉""阳气"相互作用的结果，即气为阳，血为阴，脉气行血，阴阳互根互用。脉气的推动就像风箱的鼓动一样，脉中血液在脉气推助下波澜起伏，上下来去，循环往复、周流不息。

人体的血脉贯通全身，内连脏腑，外达肌表，运行气血，周流不休。所以，脉象能够反映全身脏腑功能、气血、阴阳的综合信息。现代中医学认为，脉象的产生，与心脏的搏动、脉管的舒缩、心阴心阳的协调和气血的盈亏及各脏腑的协调作用直接有关。

（一）心、脉是形成脉象的主要脏器

1. **心脏的搏动**　在宗气和心气的作用下，心脏有节律地收缩舒张，推动血液在脉管中运行使气血输布全身，同时亦使脉管随之产生有节律的搏动，形成"脉搏。"《素问·五脏生成》曰："诸血者，皆属于心。"《素问·六节藏象论》亦载："心者……其充在血脉。"这些论述说明，脉动起源于心，脉搏

是心脏舒缩功能的具体表现。因此，心气充沛，则脉象和缓有力；若心气虚衰，则脉象杂乱无序、搏动乏力。

2. 脉管的舒缩　《素问·脉要精微论》指出："夫脉者，血之府也。"指出脉是气血运行的通道。《灵枢·决气》指出："壅遏营气，令无所避，是谓脉。"说明脉管具有约束、控制和推动血液沿着脉管运行的作用。脉管舒缩功能的正常与否，能直接影响脉搏，产生相应的变化。因此，脉道顺畅，气血运行无阻，则脉象从容和缓。若脉道紧束，血行迟缓，则脉象迟紧；脉道不利，血流艰涩，则脉象细涩；脉道硬挺，气机阻滞，则脉见弦长。

3. 心阴与心阳的协调　心血和心阴是心脏生理功能活动的物质基础，心气和心阳主导心脏的功能活动。心阴能制约心阳，抑制心脏的搏动和精神活动。心阳能制约心阴，激发心脏的搏动和精神活动。同时，"气为血之帅，血为气之母"，心气是化赤生血与血液运行的动力，心血是濡养脏腑与化生心气的基础。当心之气血阴阳调和时，心脏搏动的节奏和谐有力，脉搏亦从容和缓，均匀有力。反之，可出现脉搏的过大过小，过强过弱，过速过迟或节律失常等变化。

（二）气血是形成脉象的物质基础

气、血是构成人体组织和维持生命活动的基本物质。《濒湖脉学·四言举要》曰："阳中之阴，本乎营卫。营者阴血，卫者阳气。"脉道依靠血液充盈，因而血液的盈亏，直接关系到脉象的大小；气属阳主动，血液的运行全赖于气的推动，脉之"壅遏营气"的功能离不开气的固摄作用，心搏的强弱和节律亦赖气的调节。因此，气的作用对脉象的影响更为重大。若气血不足，则脉象细弱或虚软无力；气滞血瘀，可以出现脉象细涩而不利；气盛血涌，血流搏击则脉多洪大滑数。

脉乃血府，赖血以充，赖气以行。心与脉、血相互作用，共同形成"心主血脉"的活动整体。有关脉象形成与气血的关系，《四言举要》中曾作了简要的概括："脉乃血派……血之府也，心之合也……脉不自行，随气而至。气动脉应，阴阳之义。气如橐籥，血如波澜。血脉气息，上下循环。"

（三）其他脏腑与脉象形成的关系

《濒湖脉学·四言举要》认为脉"资始于肾，资生于胃"。脉象的形成不仅与心、脉、气、血有关，同时亦与脏腑的整体功能活动关系密切。

肺主气，司呼吸。肺对脉的影响，首先体现在肺与心，以及气与血的功能联系上。由于气对血有推动、统藏、固摄等作用，肺之宗气贯注心脉，助心行血，所以肺的呼吸运动是协助脉动的重要因素。生理情况下，呼吸不急不缓则脉象徐和从容；呼吸匀和深长则脉象流利盈实。病理情况下，呼吸加快，脉率亦随之急促；呼吸急迫浅促，或肺气壅滞而呼吸困难，脉象多呈细涩；呼吸不已则脉动不止，呼吸停息则脉搏亦难以维持。

脾胃为"后天之本"，气血生化之源。气血的盛衰和水谷精微的多寡，体现在脉之"胃气"的多少。脉有胃气为平脉（健康人的脉象），胃气少为病脉，无胃气为死脉。故临床上根据胃气的盛衰，可以判断疾病预后的吉凶。同时，血液在脉管中正常运行而形成脉搏，还依赖于"脾主统血"功能，使血液在脉道内运行而不溢于脉外。

肝藏血，具有贮藏血液、调节血量和防止出血的作用。正常情况下，肝藏血充足，疏泄有度，使气血调畅，经脉通利。若肝的生理功能失调，可影响气血的正常运行，从而引起脉象的变化。

肾藏精，为元气之根，是脏腑功能的动力源泉，亦是全身阴阳的根本。肾气充盛则脉搏重按不绝，尺脉有力，是谓"有根"。若精血衰竭，虚阳浮越则脉象变浮，重按不应指，是无根脉，提示阴阳离散、病情危笃。

三、脉诊部位

（一）三部九候诊法

三部九候诊法，又称为遍诊法，出自《素问·三部九候论》，是遍诊上、中、下三部有关的动脉，以判断病情的一种诊脉方法（图1-1、表1-2）。

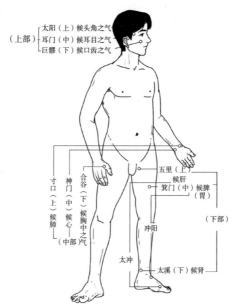

太阳（上）候头角之气
（上部）耳门（中）候耳目之气
巨髎（下）候口齿之气

五里（上）候肝
箕门（中）候脾（胃）
（下部）

合谷（下）候胸中之气
神门（中）候心
（中部）
寸口（上）候肺

冲阳

太冲

太溪（下）候肾

图1-1　三部九候诊法示意

表1-2　三部九候诊法诊脉部位及临床意义

三部	九候	相应经脉和穴位	所属动脉	诊断意义
上部 （头）	天 地 人	足少阳经（两额动脉） 太阳穴 足阳明经（两颊动脉） 巨髎穴 手少阳经（耳前动脉） 耳门穴	颞浅动脉 面动脉（颌内 动脉） 颞浅动脉	候头角之气 候口齿之气 候耳目之气
中部 （手）	天 地 人	手太阴经　太渊穴、经 渠穴 手阳明经　合谷穴 手少阴经　神门穴	桡动脉 拇主要动脉 尺动脉	候肺之气 候胸中之气 候心之气
下部 （足）	天 地 人	足厥阴经　足五里穴或 太冲穴 足少阴经　太溪穴 足太阴经　箕门穴或冲 阳穴	跗背动脉 胫后动脉跟支 股动脉或足背 动脉	候肝之气 候肾之气 候脾胃之气

　　上部为头部，中为手部，下为足部。上、中、下三部又各分为天、地、人三候，三三合而为九，故称为三部九候诊法。

（二）人迎寸口诊法

　　人迎，是指喉节两旁颈动脉搏动的部位，亦称人迎脉。《灵枢·寒热病》："颈侧之动脉人迎。人迎，足阳明也，在婴筋之前。"人迎寸口诊法（图1-2、图1-3），是对人迎和寸口脉象互相参照，进行分析的一种方法，它比遍诊法简单，目前多用于危重症的诊察。

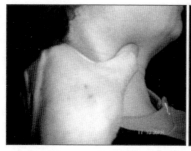
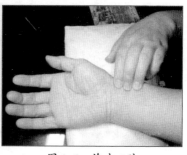

图 1-2 诊人迎脉　　　　　图 1-3 诊寸口脉

（三）仲景三部诊法

张仲景在《伤寒杂病论》中常用寸口、趺阳、太溪三部诊法（图 1-4、图 1-5、图 1-6）。三部诊法是以诊寸口脉候脏腑病变，诊趺阳脉候人之胃气，诊太溪脉候人之肾气。现在这种方法多在寸口无脉搏或者观察危重患者时运用。如两手寸口脉象十分微弱，而趺阳脉尚有一定力量时，提示患者胃气尚存，尚有救治的可能；如趺阳脉难以触及时，提示患者的胃气已绝，难以救治。

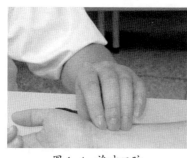
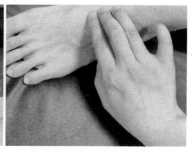

图 1-4 诊寸口脉　　　　　图 1-5 诊趺阳脉

（四）独取寸口诊法

寸口，又称气口或脉口。独取寸口诊法是指单独切按桡骨茎突内侧一段动脉的搏动，根据其脉动形象，以推测人体生理病理状况的一种诊察方法。

1. 寸口分部 寸口脉分为寸、关、尺三部（图1-7）。通常以腕后高骨（桡骨茎突）内侧为关部，关前（腕侧）为寸，关后（肘侧）为尺。两手各有寸、关、尺三部，共六部脉。寸关尺三部又可

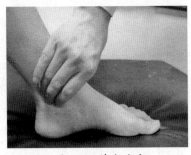

图1-6 诊太溪脉

施行浮、中、沉三候。《难经·十八难》指出："三部者，寸、关、尺也；九候者，浮、中、沉也。"

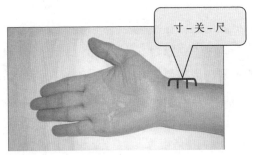

寸-关-尺

图1-7 寸口诊脉

1. 寸口分候脏腑 关于寸关尺分候脏腑，文献记载有不同说法，具有代表性者如表1-3所示。

表1-3 寸口分候脏腑的几种说法比较

文献	寸		关		尺		说明
	左	右	左	右	左	右	
难经	心	肺	肝	脾	肾	肾	大小肠配心肺，是表里相属；右肾属火，故右尺亦候命门
	小肠	大肠	胆	胃	膀胱	命门	

文献	寸		关		尺		说明
	左	右	左	右	左	右	
脉经	心	肺	肝	脾	肾	肾	
	小肠	大肠	胆	胃	膀胱	三焦	
景岳全书	心	肺	肝	脾	肾	肾、小肠	小肠配右尺是火居火位；大肠配左尺是金水相从
	心包络	膻中	胆	胃	膀胱、大肠	三焦、命门	
医宗金鉴	心	肺	肝	脾	肾	肾	小肠配左尺，大肠配右尺，又以三焦分配寸、关、尺三部
	膻中	胸中	胆、膈	胃	膀胱、小肠	大肠	

从表 1-3 可以看出，寸口六部脏腑分候中，五脏及胃、胆、膀胱的分属部位，各家所说皆同，分歧主要在大、小肠和三焦。产生分歧的主要原因不外乎两个方面，一是根据脏腑经络相表里的关系，把肺与大肠定位于右寸，心与小肠定位于左寸；另一种是根据脏腑的解剖位置，"尺主腹中"，所以把大小肠定位在尺部；将尺部定为三焦者，只是个别医家的意见。

现在临床上一般是根据《内经》中"上竟上""下竟下"的原则，即上（寸脉）以候上（身躯上部），下（尺脉）以候下（身躯下部），用来划分寸口三部所分候的脏腑（表 1-4）。

表1-4　常用寸口三部分候脏腑

寸口	寸	关	尺
左	心，膻中	肝胆，膈	肾，小腹（膀胱、小肠）
右	肺，胸中	脾胃	肾，小腹（大肠）

左寸候心，右寸候肺，并统括胸以上及头部的疾病；左关候肝胆，右关候脾胃，统括膈以下至脐以上的疾病；两尺候肾，并包括脐以下至足部疾病。

此外，也有不分寸、关、尺，但以浮、中、沉分候脏腑的方法，如以左手浮取候心，中取候肝，沉取候肾；右手浮取候肺，中取候脾，沉取候肾（命门）。

第二章
脉诊方法与运用

脉诊的规范操作是中医临床医生的基本技能，必须反复训练，仔细体会，才能逐步识别各种脉象。本章内容主要包括脉诊方法与注意事项、正常脉象、脉诊运用等，结合《濒湖脉学》阐述脉诊技法操作与临床运用，有利于提高读者的临证能力，帮助快速诊断病情。

第一节 脉诊方法与注意事项

一、脉诊方法

【濒湖脉学】初持脉时，令仰其掌。掌后高骨，是谓关上。关前为阳，关后为阴。阳寸阴尺，先后推寻……脉有七诊，曰浮、中、沉、上、下、左、右，消息求寻。又有九候，举按轻重。三部浮沉，各候五动……调停自气，呼吸定息，……寸口无脉，求之臂外，是谓反关，本不足怪。

【语释】切脉时，嘱患者伸出手臂，掌心向上，自然摆平。首先定位掌后高骨隆起的地方，这就是"关脉"。关部的前方为"寸部"，属阳；关部的后方，是尺部，属阴。先把中指端准确地布在关部，然后将食指端和无名指端先后自然的布在寸部和尺部，便可仔细切脉诊病……切寸口脉时所谓的"七诊"，即浮取、中取、沉取，单按上部的寸脉，单按下部的尺脉，既要诊候左手的寸口脉，又要诊候右手的寸口脉。运用"七诊"法诊脉，要做到上下比较、左右参照，全面仔细体会脉象变化，审脉求因。诊法中还有所谓的"九候"，即在寸、关、尺三部。每诊一部时，都必须经过轻手浮取（"举"）、稍重中取（"寻"）、重按沉取（"按"）三种手法。每种手法，都必须候到脉搏五十次以上的搏动……医者诊脉之先，应调整呼吸，使气息稳定……寸口脉不能触及脉之搏动，却在手臂外侧，这是"反关脉"，不足为怪。

以上整合了《濒湖脉学》有关诊脉方法与持脉要点的原

文论述。现代中医进一步将诊脉方法概括为切脉时间、脉诊体位、平息、定三关、布指、指力、指法、五十动等八个要点。

（一）时间

清晨是诊脉的最佳时间。《素问·脉要精微论》说："诊法常以平旦，阴气未动，阳气未散，饮食未进，经脉未盛，络脉调匀，气血未乱，故乃可诊有过之脉。"由于脉象是非常灵敏的生理与病理信息，它的变化与气血运行密切相关，并受饮食、运动、情绪等多因素的影响。在清晨尚未进食及活动时，机体内外环境比较安定，气血经脉受到的外在干扰最少，脉象能较准确地反映机体的基础生理情况，同时也能更准确地反映病理脉象。但临床上这样的要求一般难以实现，特别是对门急诊的患者，要及时诊察病情，而不能拘泥于"平旦"。但是，诊脉时应保持诊室安静，且应让患者在较安静的环境中休息片刻，减少各种因素的干扰，如此诊察的脉象才能较真实地反映病情。

（二）体位

诊脉时患者的正确体位是正坐（图2-1）或仰卧（图2-2）。《濒湖脉学·四言举要》曰："初持脉时，令仰其掌。"诊脉时，嘱患者前臂向前自然平展，与心脏置于同一水平，手腕伸直，手掌向上，手指自然放松、微微弯曲，在腕关节下垫一松软的脉枕，使寸口部充分暴露伸展，保证气血畅通，便于诊察脉象。如果是侧卧，下侧手臂受压；或上臂扭转，脉气不能畅通；或手臂过高或过低，与心脏不在一个水平面时，都可能影响气血的运行，使脉象失真。王汉皋在《王氏医存》中指出："病者侧卧、则在下之臂受压，而脉不能行；若覆其手，则腕扭而脉行不利；若低其手，则血下注而脉滞；若举其手，则气上窜而脉驰；若身覆，则气压而脉困；若身动，则气扰而脉忙。故病轻者，宜正坐、直腕、仰掌；病重者，宜正卧、直腕、仰掌，乃可诊脉。"所以，诊脉时必须注意让患者采取正确的体位，才能获得较为真切的指感。

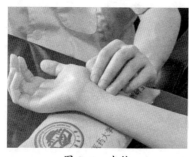 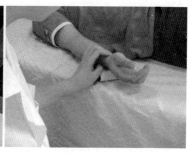

图 2-1　坐位　　　　　　　　图 2-2　卧位

（三）平息

一呼一吸谓之一息。平息指医者在诊脉时要保持呼吸调匀，清心宁神，以自己的呼吸计算患者的脉搏至数，正如《濒湖脉学·四言举要》"调停自气，呼吸定息"所言。平息的主要意义有二：一是指以医生的一次正常呼吸为时间单位，来测量患者的脉搏搏动次数。《诊家枢要》说："凡诊脉之道，先须调平自己气息……一呼一吸之间，要以脉行四至为率，闰以太息，脉五至，为平脉也，其有太过不及，则为病脉。"二是有利于医生思想集中，专注指下，以便仔细地辨别脉象，即所谓"持脉有道，虚静为保"。诊脉时，最好不要参入问诊，以避免医生分散精力，同时防止患者由于情绪波动引起脉象变化。

（四）定三关

通常医生选用左手或右手的食指、中指与无名指进行诊脉。《濒湖脉学·四言举要》指出："掌后高骨，是谓关上。关前为阳，关后为阴。"医生下指时，先以中指按在掌后高骨内侧动脉处，称为中指定关（图2-3）。然后随按尺寸，即用食指按在关前（腕侧）定寸，用无名指按在关后（肘侧）定尺（图2-4）。小儿寸口部位甚短，一般多用"一指（指或指）定关法"，而不必细分寸、关、尺三部。

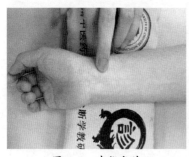
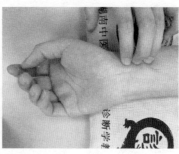

图2-3 中指定关　　　　图2-4 随按尺寸

（五）布指

寸、关、尺三部位置确定后，三指略呈弓形倾斜（图2-5），指端平齐，以与受诊者体表约呈45°角为宜，以使指目（图2-6）紧贴于脉搏搏动处。指目即指尖和指腹交界棱起之处，与指甲二角连线之间的部位，形如人目，是手指触觉比较灵敏的部位，而且推移灵活，便于寻找指感最清晰的部位，并可根据需要适当地调节指力。例如，脉象细小时，手指着力点可偏重于指目前端；脉象粗大时，着力点偏重于指目后端。指尖的感觉虽灵敏，但因有指甲，不定垂直加压。指腹的肌肉较丰厚，用指腹切脉有时会受医者自身手指动脉搏动的干扰，容易产生错觉。所以，诊脉时三指平按或垂直下指都不合适。另外，切脉时布指的疏密要得当，要与患者手臂长短和医生的手指粗细相适应。患者的手臂长或医者手指较细者，布指宜疏；反之宜密。

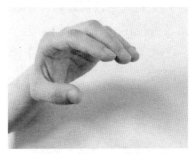
图 2-5　三指略呈弓形倾斜

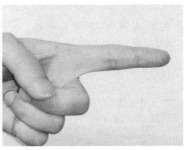
图 2-6　指目

（六）指力

指力指医生布指之后，运用指力的轻重，或结合推寻以诊察、辨识脉象。常用的指力有举、按、寻等（图 2-7）。

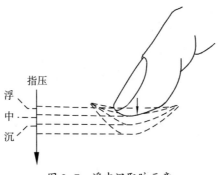
图 2-7　浮中沉取脉示意

1. 举　指医生的手指较轻地按在寸口脉搏跳动部位以体察脉象。用举的指法取脉又称"浮取"。

2. **按** 指医生的手指用力较重，甚至按到筋骨以体察脉象。用按的指法取脉又称"沉取"。

3. **寻** 寻即寻找的意思，指医生手指用力不轻不重，按至肌肉，并适当调节指力，或前后左右推寻，以细细体察脉象。用力不轻不重，按至肌肉而取脉，称为"中取"。

（七）指法

指法可分为总按和单按（图 2-8、图 2-9）。

1. **总按** 即三指用大小相等的指力同时诊脉的方法，从总体上辨别寸、关、尺三部和左右两手脉象的形态、脉位、脉力等。

2. **单按** 也称单诊，是用一个手指诊察一部脉象的方法，主要用于分别了解寸、关、尺各部脉象的位、数、形、势等变化特征。

临床时一般三指均匀用力，但亦可三指用力不一，总按和单诊配合运用，以求全面捕获脉象信息。

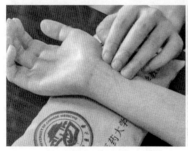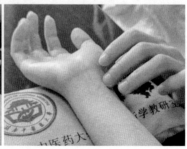

图 2-8　总按　　　　　　　　图 2-9　单诊

（八）五十动

五十动是指医生对患者诊脉的时间一般不应少于 50 次脉

搏跳动的时间。现代临床上每次诊脉每手应不少于 1 分钟，两手以 3 分钟左右为宜，必要时可延至 3~5 分钟。诊脉时间过短，则不能仔细辨别脉象的节律等变化；诊脉时间过长，则因指压过久可使脉象发生变化而失真。《濒湖脉学·四言举要》曰："三部浮沉，各候五动。"古人强调诊脉需要诊"五十动"，时间不可过短，其意义一是有利于仔细辨别脉搏的节律变化，以尽量减少或避免漏诊脉搏节律不齐的促、结、代脉，或者是时快时慢、三五不调等脉象；二是提醒医者在诊脉时态度要严肃认真，不得随便触按而草率从事，正如张仲景在《伤寒论·序》中所说："动数发息，不满五十；短期未知决诊，九候曾无仿佛……夫欲视死别生，实为难矣。"

二、脉诊注意事项

（一）脉诊环境

脉诊应该在安静的环境下进行，同时应注意调节室温，以确保病人在舒适环境中诊脉。

（二）病人情绪

病人必须平心静气，自然放松。如果急走远行或情绪激动时，应让其休息片刻，待其平静后方可诊脉，以避免干扰。

（三）脉诊体位

保持正确的脉诊体位，不要让病人坐得太低或太高，以保证手臂与心在同一水平上，不要佩戴手表或其他首饰诊脉，也不要将一手搭在另一手上诊脉，以避免脉管受到压迫。

（四）医生情志

医生应调匀呼吸，静心凝神，悉心从寸关尺、浮中沉体会病人的脉象。

（五）脉诊时间

平旦诊脉，或要求病人在相对安静适宜的环境中诊脉，每次诊脉保证时间，并可根据病情的需要适当延长。

（六）诊脉手指

在诊脉时，医生需注意修齐指甲，以避免对病人的损伤，同时也避免携带病菌；在天气寒冷时，医生应注意保持双手的温度，以减少对病人的刺激，避免对脉象的影响。

三、脉诊易犯错误

（一）操作准备

（1）医生在诊脉前没有修短自己的指甲。指甲过长不仅不能使医生的指目贴近脉搏，而且易划伤病人手腕的皮肤（图2-10）。

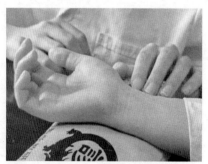

图 2-10　诊脉常见错误：医生未修剪指甲

（2）在寒冷季节，医生在诊脉前没有揾热自己的手掌手指。用冰冷的手指诊脉，不仅会引起病人的反感，而且更会刺激病人的皮肤，影响脉搏跳动而使脉搏失真。

（3）诊脉用的脉枕不当，过大、过小或过硬，有的甚至用书籍做脉枕等，均会使病人的手腕不自然而影响脉象的真实性（图 2-11）。

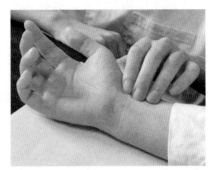

图 2-11　诊脉常见错误：书籍做脉枕

（二）操作规程

1. 诊脉的时间　对于远行、疾走、刚做完剧烈运动、刚刚争吵或哭泣、刚进食后，特别是热饮、喝酒等病人立即进行诊脉，都是非真实脉象的反映，可能会导致误诊。

2. 脉诊的体位

（1）医生的体位

① 医生或病人的手臂均未平放在诊桌之上，而是悬于空中诊脉。悬空诊脉不仅使病人有不舒适的感觉，而且更因上举而使肌肉紧张，使脉搏受到影响而致脉象发生变异（图 2-12、图 2-13）。

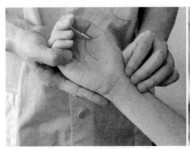

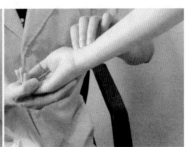

图 2-12　诊脉常见错误：
悬空诊脉—手臂过高

图 2-13 诊脉常见错误：
悬空诊脉—手臂过低

② 医生站立或斜坐，或与病人并排坐、站。体位不规范则无法正确地运用指法（图2-14）。

③ 医生用左手诊病人的左手，用右手诊病人的右手。如此，会导致医生下指的方向错误，或示指、无名指所切的部位错误（图2-15）。

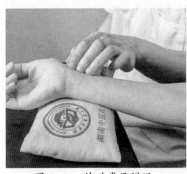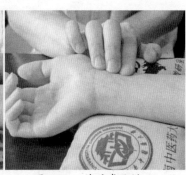

图2-14 诊脉常见错误：　　　图2-15 诊脉常见错误：
　　医患并排而坐　　　　　　　布指错误

（2）病人的体位

① 诊脉时，病人腕上的挎包没有取下（图2-16）。

② 腕上的手表和过紧的手链、手镯没有摘下，过紧的袖口没有松开等，均会使手臂的血管受到压迫而影响脉象的真实性（图2-17）。

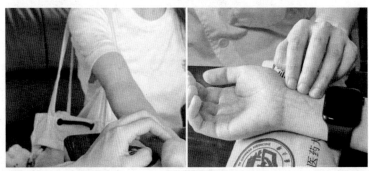

图2-16 诊脉常见错误：背挎包诊脉　图2-17 诊脉常见错误：戴手表诊脉

③ 病人的身体斜坐，或向后仰靠于诊椅上，或俯伏于诊桌上，或侧卧、俯卧于病床上（图2-18）。

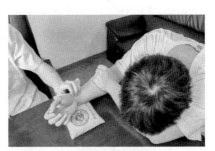

图 2-18　诊脉常见错误：俯伏诊脉

④ 病人的手腕弯曲或扭转，掌心向下，或紧握拳头，或五指用力张开等（图2-19、图2-20、图2-21）。

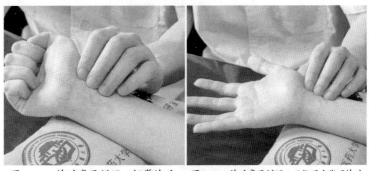

图 2-19　诊脉常见错误：握拳诊脉　　图 2-20　诊脉常见错误：五指用力张开诊脉

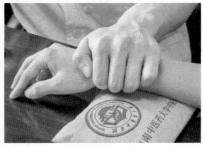

图 2-21　诊脉常见错误：掌心向下诊脉

（三）平息

（1）医生诊脉时，同时对病人进行问诊（图2-22）。

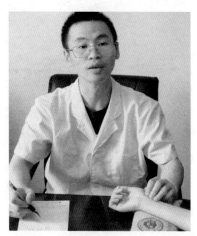

图 2-22　诊脉常见错误：边诊脉边问诊

（2）医生在诊脉时，同时进行病案书写（图2-23）。

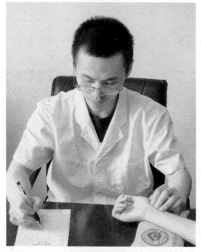

图 2-23　诊脉常见错误：边诊脉边书写

（3）医生在诊脉时，同时与病人或旁人聊天，或查看各种检查报告，甚至做其他杂事（图2-24）。

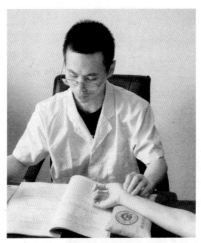

图2-24　诊脉常见错误：边诊脉边看检查单

（四）指法

（1）医生用一个或两个指头诊脉（图2-25）。

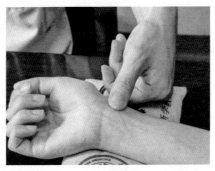

图2-25　诊脉常见错误：一个指头诊脉

（2）诊脉时，三指伸直，没有弯曲，也不呈弓形，如此则不能保证三指同时触及脉位（图2-26）。

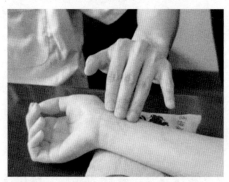

图 2-26 诊脉常见错误：三指伸直诊脉

（3）医生下指方向错误，从病人手臂的内侧下指（图 2-27）。

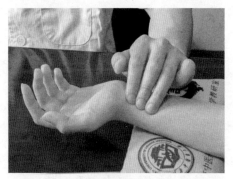

图 2-27 诊脉常见错误：内侧下指头

（4）医生下指时，没有先以中指定关，而是随意触按，则不能准确地把握寸、关、尺三部的定位。

（5）医生不以指目候脉，而以指腹候脉，甚至以指腹之上一节触脉，则脉动的感觉就会模糊，难以辨识。

（五）脉诊时间

（1）诊脉时间过短，每只手诊脉时间少于 1 分钟。

（2）医生在诊脉时，只诊一只手而漏诊另一只手。

四、脉象要素

传统脉象要素分为脉位、脉数、脉形、脉势，简称"脉象四要素"，也可细化为 8 个要素，即：脉位、脉率、脉力、脉宽、脉长、脉律、脉紧张度、脉流利度 8 个方面。

（一）脉位

脉搏部位的浅深。脉位表浅为浮脉，脉位深沉为沉脉，不浮不沉为中脉。可描述为脉浮、脉中、脉沉。

（二）脉数

包括脉率和脉律两个方面。脉率指脉搏的频率快慢，有数脉和迟脉；脉律指脉动节律的整齐度，节律不齐的有结脉、代脉和促脉。

（三）脉形

包括脉宽和脉长两个方面。脉宽指脉体的宽窄，有洪脉和细脉；脉长指脉体的长短，有长脉和短脉。

（四）脉势

包括脉力、脉流利度和紧张度。脉力指脉搏跳动应指的强弱，有实脉和虚脉；脉流利度指脉搏来势的流利程度，有滑脉和涩脉；脉紧张度指脉管紧张或迟缓的程度，有缓脉和弦脉。

第二节　正常脉象

【濒湖脉学】

浮为心肺，沉为肾肝。脾胃中州，浮沉之间。

心脉之浮，浮大而散。肺脉之浮，浮涩而短。肝脉之沉，沉而弦长。肾脉之沉，沉实而濡。脾胃属土，脉宜和缓。命为相火，左寸同断。

春弦夏洪，秋毛冬石，四季和缓，是谓平脉，太过实强，病生于外。不及虚微，病生于内。春得秋脉，死在金日。五脏准此，推之不失。

四时百病，胃气为本。脉贵有神，不可不审。

【语释】

浮取为心肺之象，沉取为肝肾之候。脾胃居于中焦，位于浮沉之间。

心脉的浮象，浮中兼见大而散。肺脉之浮象，浮中又兼短而涩。肝脉的沉象，沉中兼见弦而长。肾脉之沉脉，沉中兼有实而濡。脾胃在五行中属土，脉象以和缓为宜。命门相火，可从左寸脉推断（由于命门相火的盛衰与心之君火密切相关，故从左寸脉推测命门相火的变化。亦有医家认为命门相火的盛衰变化应在左右两尺部判断，故作"命为相火，两尺同断"）。

春季之脉应见弦象，夏季之脉出现洪象，秋季之脉应见轻虚浮软之象，冬季之脉应见沉而有力之象。四季之中，脉应兼见和缓之象，这是随季节变换而表现出的正常脉象。若在应弦、应洪、应毛、应石之时出现太过而强的变化，则是邪气由外侵犯所致之象。若出现不及或虚微之象，则是邪由内生侵犯内脏所成之病。春季出现了秋季之毛脉，为金来乘木，以五行生克预测，其死应在金日。五脏均可以此法推知，不会出现失误。

诊察四时之脉，测知百病之变化预后，总以脉有"胃气"为本。脉贵在有"神"，冲和有力，这是生命之根本，不可不详加审察。

正常脉象也称为平脉、常脉。《濒湖脉学》叙述了五脏及四时平脉特点，指出正常人在生理条件下出现的脉象，既具有基本的特点，又有一定的变化规律和范围，并非是固定不变的某种脉象。正常脉象反映机体脏腑功能协调，气血充盈，气机健旺，阴阳平衡，精神安和的生理状态，是健康的象征。

一、正常脉象的指感

正常脉象三部有脉，和缓有力，其指感特点主要体现在位、数、形、势4个方面：①脉位：不浅不深，脉位居中，尺脉沉取有一定的力量；②脉数：每分钟脉搏搏动在60~90次（小儿较快），节律均匀，无间歇；③脉形：不大不小，在寸、关、尺三部均可触及脉动；④脉势：从容和缓，柔和有力。如图2-28所示。

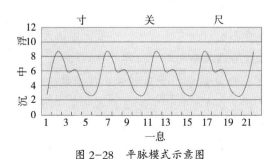

图2-28　平脉模式示意图

二、正常脉象的特点

正常脉象的特点是：寸关尺三部皆有脉，不浮不沉，不快不慢，一息四~五至，相当于72~80次/分（成年人），不大不小，从容和缓，节律一致，尺部沉取不绝，并随生理活动、气候、季节和环境等的不同而略有变化。古人将正常脉象的特点概括为"有胃""有神""有根"。

（一）有胃

即脉有"胃气"。胃为"水谷之海"，是人体气血生化之源，各脏腑、组织、经络的功能活动，有赖于胃气的充养。所谓"四时百病，胃气为本"，诊脉之胃气可以了解脾胃运化功能的盛衰、营养状况的优劣及全身气血的盈亏。故《素问·平人气象论》说："人以水谷为本，故人绝水谷则死，脉无胃气亦死。"另一方面，脾胃为"后天之本"，人以胃气为本，脉亦以胃气为本，有胃气则生，少胃气则病，无胃气则死；正如清·程国彭《医学心悟·脉法金针》所言："凡诊脉之要，有胃气曰生，胃气少曰病，胃气尽曰不治。"因此，诊察脉象有无胃气，对于推断疾病的进退吉凶具有重要的意义。

脉象中的"胃气"，即切脉指下具有从容、徐和、软滑的感觉。陈士铎《脉诀阐微》指出："毋论寸关尺，下指之时觉有平和之象，即是有胃气也。"平人脉象不浮不沉，不疾不徐，节律一致，从容和缓，柔和有力，是为有胃气。即使是病脉，不论浮、沉、迟、数，但有徐和之象，便是有胃气。

（二）有神

即脉有神气。《濒湖脉学·四言举要》曰："脉贵有神，不可不审。"神是人体脏腑精气所化生，诊脉神之有无，可判断脏腑功能盛衰和精气之盈亏。

脉象"有神"，主要表现为柔和有力，节律整齐。《诊家枢要》认为"脉中有力，即有神矣。"即使微弱之脉，但未至于散乱而完全无力的为有神；弦实之脉，仍带有柔和之象、节律整齐的亦属有神。反之，脉来散乱，时大时小，时急时徐，时断时续，或弦实过硬，或微弱欲无，都是无神的脉象。陈士铎《脉诀阐微》中说："无论浮沉、迟数、滑涩、大小之各脉，按指之下若有条理，先后秩然不乱者，此有神之至也。若按指而充然有力者，有神之次也。其余按指而微微鼓动者，亦谓有神。"

由于神以精气为物质基础，而精气产生于水谷之气，有胃即有神，所以脉贵有神与脉有胃气的表现基本一致，都具有和缓有力之象，故周学海说："脉以胃气为神。"即有胃即有神。

"神"是机体生命活动的整体外在表现，表现于人体各个方面，脉之神气只是其中一个方面。脉象有神，常人见之，精气充盛；有病之人见之，虽病而精气未竭。因此，观察脉神推测病情，须与全身情况结合，患者形神充沛，虽见脉神不振，尚有挽回之望；若形神已失，虽脉无凶象，亦不能掉以轻心。

（三）有根

即脉有"根基"。由于肾藏精，乃先天之本，元气之根，人身十二经脉全赖肾间动气之生发，脉之有根无根可判断肾气的盛衰。故《难经·八难》曰："然诸十二经脉者，皆系于生气之原，所谓生气之原者，谓十二经之根本也，谓肾间动气也，此五脏六腑之本，十二经脉之根……"

脉象有根，主要表现为尺脉有力、沉取不绝两个方面。

因为尺脉候肾，沉取候肾，尺脉沉取应指有力，即有根的脉象。若在病中，证虽危重，但尺脉沉取尚可摸得，则为肾气未绝，犹如树木之有根，枝叶虽枯，根本不坏，尚有生机。相反，若尺脉沉取不应，则说明肾气已败，病情危笃。正如王叔和所说："寸口虽无，尺犹不绝，如此之流，何忧殒灭。"

总之，脉贵有胃、有神、有根，从不同侧面强调正常脉象的必备条件。胃神根三者是三位一体而相互补充的，不能截然分开。有胃必然有神、有根，即不论是何种脉象，只要节律整齐，有力中不失柔和，和缓中不失有力，尺部沉取应指有力，就是有胃、有神、有根的表现，说明脾胃、心、肾等脏腑功能不衰，气血精神未绝，虽病而病尚轻浅，正气未伤，生机仍在，预后良好。

三、正常脉象的生理变异

脉象和人体内外环境的关系非常密切，受年龄、性别、体质、生活起居、精神情志和气候地域等因素的影响，机体会为适应内外环境而进行自身调节，出现并非疾病因素所致的各种生理性变异。

（一）个体因素影响

1.**性别**　由于性别的不同，导致体质的差异，而脉象亦随之各异。一般来说女性的脉势较男性的脉势弱，且至数稍快，脉形较细小。《千金翼方》认为"凡妇人脉常欲濡，弱于丈夫也"。但妇女妊娠时脉象多滑数有力，月经来潮时也多为滑脉。

2.**年龄**　健康人的脉象，随年龄的增长而产生各种变异。3岁以内的小儿，一息七八至为平脉；5至6岁的小儿，一息六至为平脉；青年人的脉象较大且有力，老年人脉象多弦。所以，滑、弦都可以是相应年龄组的平脉。

3.体质 身躯高大的人，脉的显现部位较长；矮小的人，脉的显现部位较短。瘦人脉多浮；胖人脉多沉；运动员脉多缓而有力。由于禀赋的不同，体质的差异，有六脉同等沉细而无病者，称为六阴脉；有六脉同等洪大而无病者，称为六阳脉，均不属病脉。

4.脉位变异 少数人的脉搏不见于寸口，而从尺部斜向手背，称为斜飞脉；若脉出现在寸口的背侧，称为反关脉；还有出现于腕侧其他位置者，都是生理特异的脉位，即桡动脉解剖位置的变异，不属病脉。

（二）环境因素影响

1.情志 恐惧、兴奋、忧虑、紧张等情绪的变化，常导致脉象的变异。《素问·经脉别论》指出："人之居处、动静、勇怯，脉亦为之变乎？……凡人之惊恐恚劳动静，皆为变也。"例如：喜则气缓而脉多缓；怒则气上而脉多弦；惊则气乱而脉动暂时无序，小儿因啼哭会使脉搏加快，当情绪恢复宁静之后，脉象亦随之恢复正常，不可作病态。

2.劳逸 剧烈活动之后，脉多洪数；入睡之后，脉多迟缓。长期从事体力劳动之人与从事脑力劳动之人比较，脉多大而有力。

3.饮食 酒后、饭后脉稍数而有力；饥饿时脉多缓弱。

4.季节 季节气候的变化，时时影响着人体的生理活动，亦反映在脉象上。《素问·脉要精微论》言："万物之外，六合之内，天地之变，阴阳之应，……四变之动，脉与之上下。"因此，平人脉象与四时相应，《素问·平人气象论》总结为"春胃微弦""夏胃微钩""秋胃微毛""冬胃微石"。这是因为，春令虽阳气初升，人体应生发之气，阳气向外浮越，但寒气未尽除，气机仍有约束之象，故脉位较浅，且端直而长，如按琴弦；夏天阳气旺盛，人应盛长之气，气盛血涌，脉管充盈，故脉来形体较大，且来势盛而去势衰；秋天气机开始收敛，人应之而阳气乍敛，故脉在肤下，但脉势已减而但见浮象；冬日气候严寒，人应闭藏之气，腠理致密，阳气内潜，故脉位深沉而有力。此为应时之脉，属无病，反此则病。故《濒湖脉学·四言举要》曰："春弦夏洪，秋毛冬石，四季和缓，是谓平脉，太过实强，病生于外。不及虚微，病生于内。"

5. 昼夜　一日之中随着平旦、日中、日西、夜半的阴阳消长，脉象也有昼夜节律的变化，多呈现昼日脉象偏浮而有力，夜间脉象偏沉而细缓的趋势。

6. 地理环境　受地理环境的影响，长时期生活在不同地区的人，平脉也存在差异。如我国东南方地势低下，气候偏温，空气湿润，人体腠理疏松，故脉多细软偏数；西北方地势高峻，空气干燥，气候偏寒，人体腠理致密，故脉象多沉实。

脉象生理变异，由于影响因素不同，变异脉象的表现略有不同，但均具有胃、神、根，属平脉范围，临床应与病脉相鉴别。

第三节　脉诊临床运用与意义

【濒湖脉学】

心肝居左，肺脾居右，肾与命门，居两尺部。魂魄谷神，皆见寸口。左主司官，右主司府。左大顺男，右大顺女，本命扶命，男左女右。关前一分，人命之主。左为人迎，右为气口。神门决断，两在关后。人无二脉，病死不愈。男女脉同，惟尺则异；阳弱阴盛，反此病至。

寸候胸上，关候膈下；尺候于脐，下至跟踝。左脉候左，右脉候右，病随所在，不病者否。

【语释】

左寸主候心，左关主候肝，故说心肝居左。右寸主候肺，右关主候脾，故说肺脾居右。左尺候肾，右尺候命门，故说肾与命门居两尺部。人的精神活动的变化规律，也都可以在寸口脉上反映出来。气与血的变化在脉象的反映是左寸口脉主司诊候气的变化，右寸口脉主司诊候血的变化。左为阳，右为阴；男为阳，女为阴。男子阳气偏盛，当以左手寸口脉稍大为顺；女子阴血偏盛，当以右手寸口脉稍大为顺，故说男左女右。男女的寸口脉是一致的，只有尺脉略有差异，如男女的尺脉强弱相反，就说明有了病变。关脉前一分的寸脉，左寸主心，心主血为"生之本""君主之官"。右寸主肺，肺主气为"气之本""相傅之官"，故为"人命之主"。左寸口脉又称"人迎"，右寸口脉又称"气口"。左右手两尺脉又称"神门"，尺脉在关脉之后。"神门"是诊察肾阴、肾阳盛衰的主要部位，肾阳为全身诸阳之本；肾阴为全身诸阴之本，肾的阴阳充足，身体就会健壮，肾的阴阳不足，则身体就虚弱。如果患者左右两尺脉都没有了，那病情就危重难以治愈了。

凡是属胸膈以上至头顶的病变，都可以在"寸部"诊候；凡是属胸膈以下至脐以上的病变，都可以在"关部"诊候；凡是属脐以下至足跟的病变，都可以在"尺部"诊候。左半身的病变还可以从左寸关尺三部脉诊察而知；右半身的病变还可以从右手寸关尺三部脉诊察而知。这是因为某一部分有了病变，脉象便相应地在寸口脉的某一部位反映出来，即"病随所在"。某一部分没有病变，相应的寸口脉某部脉象也就正常，没有异常变化，亦即"不病者否"。

一、脉诊的临床运用

由于脉象与主病之间的关系十分复杂，因而如何分析脉象所反映的不同病证本质，或辨别病证所出现的不同脉象，有着非常重要的意义。在脉诊的临床运用中，需要注意脉象鉴别、脉症的顺逆与从舍等问题。

（一）脉象鉴别

临床诊脉，首要问题是如何辨别脉象。对此，初学者往往会感到"心中了了，指下难明"。解决这一问题的方法，除了必不可少的实践体会外，切脉的指法也是很重要的。

1. **以脉位辨别脉象**　脉搏有寸、关、尺三部，浮、中、沉三位，共九候。有些脉象就是以此来分类的。切脉时我们通过单诊、总按，可知脉位于何部；通过举、按、寻，可知脉于何位。如长脉三部皆有，超过寸、尺；短脉只见于一部，或寸或尺；而动脉也只见于一部，是唯见于关部。又如浮，散、芤、革、濡举之方得；沉、牢、伏、弱寻之方见。

2. **以脉率辨别脉象**　脉搏的快慢，现今我们可用钟表来计算。一般来说，一息四至到五至，约每分钟60到90次之间；一息四至以下，为每分钟60次以下；一息六至以上到七至以下，约每分钟90次到120次之间；七至以上，约每分钟120次以上。若脉来每分钟60次以下者，为迟脉、涩脉或结、代脉；缓脉为每分钟60到90次；促脉和数脉每分钟为90到

120 次之间；超过 120 次者，为疾脉。

3. 以脉形、脉流利度、紧张度辨别脉象 有些脉象的分类主要根据脉形来命名，如洪、细、长、短脉。有些则根据脉流利度、紧张度来辨别，如滑、涩、紧、缓、弦脉等。对于这些脉象的辨别，要细心地去体会，方可鉴别。

4. 以脉力辨别脉象 脉力分有力、无力和缓和。浮取搏指、重按空虚者为革脉；浮取无力、重按不显者为濡脉；沉取无力者为弱脉；沉取有力者为牢脉；沉取无力者为弱脉，浮、中、沉、寸、关、尺皆有力者为实脉；皆无力者为虚脉；如洪水之涌，来时有力，去时无力者为洪脉，似有似无者为微脉。

5. 以脉律辨别脉象 诸脉象中，结、代、促、涩、散脉都有节律不齐。其中结、促二脉止无定数，但结脉见于脉搏缓慢之时，促脉见于脉搏数时。代脉则主要以其止有定数而言。涩脉、散脉也可止无定数，但涩脉脉来缓慢，不像结脉之缓而时一止。散脉则是时快时慢而无明显歇止。

（二）脉症的顺逆与从舍

1. 脉症顺逆 脉症顺逆是指脉与症的相应与不相应，以判断病情的顺逆。一般而论，脉与症相一致者为顺，反之为逆。例如，暴病脉来浮、洪、数、实者为顺，反映正气充盛能够抗邪；久病脉来沉、微、细、弱者为顺，说明正虽不足而邪亦不盛。若新病脉反见沉、细、微、弱，说明正气虚衰；久病脉反见浮、洪、数、实等，则表示正气衰而邪不退，均属逆证。

应该指出的是，顺与逆是相对的，而不是绝对的。脉症相应之顺，并不就是指病情轻、预后好、治疗容易。有时候往往病情并不轻，只是病机比较明了，诊断比较明确而已。如久病、重病、正虚严重而见微弱之脉，可谓脉症相应，但病情严重，难以治疗，预后并不好。脉症不应之逆，也并不全是病情危重，预后不良。有时候只是病机比较复杂，诊断难以明确而已。除此之外，脉症顺逆还体现在脉与四时的逆从。如《素问·平人气象论》"脉得四时之顺，曰病无他；脉反四时及不问脏，曰难已"等所载便是。

2. 脉症从舍　由于"脉症不应"是症状表现与脉象不相一致，因此其中必有一方反映疾病本质，而另一方则与本质不符合或是假象。所以临床辨证时必须以反映疾病本质的一方为诊断依据，而舍弃另一方，此即所谓的"脉症从舍"。如陶节庵《伤寒六书·家秘的本》曰："大抵病人表里虚实不同，邪之传变有异，……有症变者，或有脉变者，或有取症不取脉者，或有取脉不取症者。"因此，脉症不相应者应四诊合参，认真分析，才能全面认识疾病的本质，决定脉症之取舍。若症真脉假，则舍脉从症；若脉真症假，则舍症从脉。

（1）舍脉从症　是在脉症不相应的情况下，医生经过分析，认为症状反映了疾病的本质，而脉象与疾病本质不相符，也即症真脉假。例如，症见腹部胀满疼痛、拒按，大便燥结，舌红苔黄燥，而脉迟细者。此症状所反映的是燥热内结肠腑的本质，而脉象所反映的是因热结于里，阻滞血脉运行的迟细脉，是假象。此时应以症状为临床辨证依据而舍弃脉象，称为舍脉从症。此外，临床上某些慢性病因发病时间较久，脉象无显著变化，诊断用药往往根据症状而定。还有，根据前人经验，对于某些病证，辨证时主要凭症而定。如周学霆有"偏正头痛不问脉""痿症不从脉""老痰不变脉"之说。这当然不能一概而论，但亦是前人经验之谈，有一定参考价值。

（2）舍症从脉　是在脉症不相应的情况下，医生经过分析，认为脉反映了疾病的本质，而症状与疾病本质不相符，也即症假脉真。例如，伤寒热闭于里，症见四肢厥冷，而脉滑数。此脉所反映的是真热的本质，而症所反映的是由于热邪内伏，格阴于外，出现四肢厥冷，是假寒。此时应以反映疾病本质的脉象作为临床辨证依据，而舍弃与疾病本质不符的症状表现，称为舍症从脉。

值得注意的是，对于脉症之"从"与"舍"，不能机械理解。实际上"从"与"舍"也是相对的，往往是"从中有舍""舍中有从"。这一方面是由于对不同的疾病以及在发病的不同阶段，脉与症在辨析疾病上各有侧重与专长，其所发挥的作用不尽相同。另一方面是脉与症的辨证意义都有常、有变，有一般的规律与特殊的规律。"症真脉假"时"舍脉"，此时的"脉假"只是对一般的常规来讲属假。但如从其特殊的规律而言，实际还是"真"。例如，阳明腑实证之"脉迟"，对于"迟脉主寒证"这一常规而言，是"假"。但如考虑到"迟脉也可见于热证"这一特殊规律而言，"脉迟"也就无所谓"假"，自然就不必"舍"了。同样，"症假脉真"时"舍症"，也有类似情况。例如，邪热内闭时"四肢厥冷"，对于四肢厥冷一般属于寒象而言，此时的"肢冷"与邪热内盛的本质不符，是谓假象。但若考虑到"热深厥深""阳盛格阴"这一特殊规律时，"肢冷"也就无所谓"假"，自然就不必"舍"了。此外，就"舍症从脉"之"舍症"而言，并不是将全部症状都舍弃，而单凭脉象就作出诊断。事实上，患者患病时的诸多症状不可能全部是假象。所谓的"症假"只是指少数乃至个别的症状，而多数的症状显然还是与疾病本质相符的。

由此可见，脉有从舍其本质说明脉象只是临床表现的一个方面，而不能作为诊断疾病的唯一依据。只有四诊合参，综合分析，对脉与症互勘互证，知常达变，去伪存真，才能作出正确的诊断。

二、脉诊的临床意义

诊脉是中医临床不可缺少的诊察步骤和内容。脉诊之所以重要，是由于脉象能传递机体各部分的生理病理信息，是了解机体脏腑功能变化及气血运行状态的窗口，可为诊断病证提供重要依据。

中医整体观指出，人体是一个有机的整体，机体各部分有赖经络气血的运行流注和温煦濡养而发挥功能；同时人体又与自然界相应，人的经脉气血随日月运转而产生相应变化，正如《素问·脉要精微论》所说："四变之动，脉与之上下。"上述各种生命现象，都可通过脉象的动态变化及时地反映出来。但是，脉象的生理性变异有一定的限度和规律。当机体遭受外邪侵扰时，这种生理性平衡就遭到破坏，造成气血、脏腑功能逆乱，反映在脉象上就出现各种病脉。《景岳全书·脉神章》载："脉者，血气之神，邪正之鉴也。有诸中必形诸外，故血气盛者脉必盛，血气衰者脉必衰，无病者脉必止，有病者脉必乖。"脉象的盛、衰、正、乖，都是气血邪正的外在表现，通过诊脉可了解气血的虚实、阴阳的盛衰、脏腑功能的强弱，以及邪正力量的消长，为治疗提供依据。医生不识脉就无以辨证，不辨证就无以论治，只有精通脉理，方能成为良医。脉诊的临床意义，可归纳为以下 5 个方面。

（一）阐明病机

病机是指疾病发生、发展与变化的机理。疾病的发生与发展错综复杂，千变万化。但就其病机而言，不外乎邪正盛衰、阴阳失调、气血失常、经络和脏腑功能紊乱等病机变化的一般规律。通过脉诊可以辨别邪正的消长、阴阳的盛衰，以及疾病性质的表、里、寒、热、虚、实等情况，从而阐明病机。如《伤寒论·辨脉法》曰："脉浮而紧，浮则为风，紧则为寒，风则伤卫，寒则伤荣，荣卫俱病，骨节烦痛。"通过脉象浮紧的形成原理，来解释"骨节烦痛"的病机，即风邪袭表，寒邪入络，血脉收引，经气失宣。

疾病过程中邪正双方的盛衰，必然影响脉象的变化，故诊察脉象可以分辨疾病过程中的邪正盛衰。如脉见虚、细、弱、微、短、革、代等无力脉象，多气血不足、精亏、阳气衰微所致之虚证；若脉见实、洪、滑、弦、紧、长等有力脉象，则多为邪气亢盛，正气不衰，正邪交争剧烈所致之实证。

（二）辨别病证性质

脉搏的快慢，可以辨别疾病的性质。一般而言，快即数为太过，属阳热。阳主动，热则行，身有热则气血运行快，脉搏加快，即古人所说："数则为热。"《素问·平人气象论》载："人一呼脉三动，一吸脉动而躁，尺热曰病温。"说明数脉多见于温热病。脉动迟缓，则多主虚证、寒证。如《金匮要略·中风历节病脉证并治》载："寸口脉迟而缓，迟则为寒，缓则为虚……"。数脉、洪脉等，多见于热证，有力为实热，无力为虚热；迟脉、结脉等，多见于寒证，有力为实寒，无力为虚寒。

（三）确定病证部位

病证部位指机体发生疾病时，病邪在表在里，或侵犯机体的何脏何腑等。五脏六腑之气血，无不通于心脉。因此，当脏腑生理功能发生病理改变时，便会影响气血的正常运行而在脉象上反映出来。《濒湖脉学·四言举要》曰："心肝居左，肺脾居右，肾与命门，居两尺部。"寸口部的寸、关、尺三部，在左分属心、肝胆、肾，在右分属肺、脾胃、肾，若某部脉象发生特异变化，则应考虑其相应脏腑发生病变的可能，如两手尺部脉见微弱，多为肾气虚衰；右关部见弱脉多为脾胃气虚；右寸部见洪脉多为心火上炎或上焦实热等。

"心主身之血脉""诸血者，皆属于心"，脉与心息息相关，脉搏是心功能的具体表现，故诊察脉象尤可帮助诊断心的病证。如促、结、代三脉多见于心血、心阴不足或心气亏虚、心阳不振的病人。又如随着医疗技术的不断发展，大量的临床实践证实真脏脉中的大部分是心律失常的脉象，而其中绝大部分又是由心脏器质性病变造成的。

（四）指导遣方用药

脉证合参明辨病机，对确定治则、选方用药有着举足轻重的作用。《金匮要略·疮痈肠痈浸淫病脉证并治》："肠痈者，少腹肿痞，按之痛如淋，小便自调，时时发热，自汗出，复恶寒，其脉迟紧者，脓未成，可下之当有血，脉浮数者脓已成不可下也，大黄牡丹汤主之。"以迟紧、浮数两种脉象的对比推测肠痈成脓与否，来确定治疗方法，在当今阑尾炎的非手术疗法观察中仍有参考意义。《温病条辨·中焦篇》第十五条曰："下后数日，热不退，或退不尽，口燥咽干，舌苔干黑，或金黄色，脉沉而有力者，护胃承气汤微和之；脉沉而细者，增液汤主之。"提示脉沉有力为里实热证，宜通腑才能泄热；脉沉细无力者为阴液已伤，虽有里热燥屎内积，亦不宜强攻取快，宜增水行舟之计，方可取扶正祛邪之功。

（五）推断疾病预后

通过诊脉能及时反馈病变的信息，可以判断病情的轻重缓急，推测预后的凶吉，观察疗效的好坏。观察脉象推断疾病的进退须结合临床症状，脉症合参，并要注意对脉象的动态观察。例如，外感病脉象由浮转沉，表示病邪由表入里；由沉转浮病邪由里出表。久病而脉象和缓，或脉力逐渐增强，是胃气渐复，病退向愈之兆；久病气虚或失血、泄泻而脉象虚大，则多属邪盛正衰，病情加重的征兆。热病脉象多滑数，若汗出热退而脉转缓和为病退；若大汗后热退身凉而脉反促急、烦躁者为病进，并有亡阳虚脱的可能。

对病证进退预后的判断尤应注重脉之胃气，正如《景岳全书·脉神章》所说："若欲察病之进退吉凶者，但当以胃气为主。察之之法，如今日尚和缓，明日更弦急，知邪气之愈进，邪愈进则病愈甚矣；今日甚弦急，明日稍和缓，知胃气之渐至，胃气至则病渐轻矣。即如顷刻之间，初急后缓者，胃气之来也；初缓后急者，胃气之去也。此察邪正进退之法也。"所以，缺乏和缓从容之势的脉象是预后凶险的征兆。

对脉之观察，除注重胃气之外，还要重视脉之神气、脉之肾气，凡无胃、无神、无根之真脏脉的出现，均属病情危重，预后不良。

第三章 详解二十七部脉

疾病反映于脉象的变化，称为病理脉象，简称"病脉"。《濒湖脉学》共列举二十七部病脉，每一种脉象都有其独特的特点和主病意义，反映了人体气血阴阳的盛衰、病邪的性质以及病位的深浅。本章内容将《濒湖脉学》二十七部脉按位、数、形、势进行分类，通过体状诗、相类诗、主病诗阐述脉象特点，依托名医病案举例临床运用，引领读者从理论走向临床。

第一节 脉位异常

一、浮脉

【脉象特征】轻取即得，重按稍减。

①脉位——脉搏显现部位浅表。

②脉形——搏动长度可及三部，脉宽大小等不拘。

③脉势——不加压力即可感觉脉跳，加压后脉搏不如加压前明显。

【指感】轻取即得，按之不足。一息四至，三部有脉。如模式图 3-1 所示。

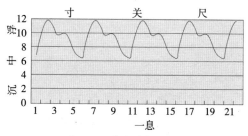

图 3-1　浮脉模式示意图

【脉理分析】病邪在表，卫气奋起抗邪，人体气血趋于体表，则脉气鼓动、浮越于表而见脉浮。或因久病正虚，虚阳外越，脉气浮散于外而致。

【临床意义】表证，虚阳外越证。

脉浮而有力，为表实证；脉浮而无力，为表虚证。若脉浮而关尺不浮，多属外感早期。外感风寒者，为脉浮紧；外感风热者，为脉浮数；伤寒中风者，为脉浮缓。若脉浮而无根，为虚阳外越证。此外，脉浮也可表示疾病向愈。

注意：生理性浮脉可见于秋季平脉，同时还可出现于消瘦、脉位表浅者。体肥、素弱、水肿严重者，虽感表证，脉可不浮。

【浮脉相关经典】

《濒湖脉学·浮》："浮脉，举之有余，按之不足，如微风吹鸟背上毛，厌厌聂聂如循榆荚，如水漂木，如捻葱叶。"

《诊家枢要·脉阴阳类成》："浮，不沉也。按之不足，轻举有余，满指浮上，曰浮。"

《脉经·脉形状指下秘诀》："浮脉：举之有余，按之不足（浮于手下）。"

《四言举要·脉诀》："浮脉法天，轻手可得。"

【濒湖脉学一体状诗】 浮脉惟从肉上行，如循榆荚似毛轻。三秋得令知无恙，久病逢之却可惊。

【语释】 浮脉脉搏表浅，轻按皮肤即可明显触及，重按则觉力度稍减，指下如抚摸柔软的榆钱或者轻柔的羽毛一样轻浮。在秋天，由于气候原因，人体会出现一些生理性的脉象变化。此时浮脉出现可能属于正常现象，表示身体健康，没有疾病，即"知无恙"。但若久病之人的脉象突然变为浮脉，则预示着病情出现变化，可能是体内阳气虚浮不能内守所致，这种情况是需要引起注意的，即"却可惊"。

【濒湖脉学—相类诗】 浮如木在水中浮，浮大中空乃是芤，拍拍而浮是洪脉，来时虽盛去悠悠。浮脉轻平似捻葱，虚来迟大豁然空。浮而柔细方为濡，散似杨花无定踪。

【语释】 浮脉有如水中飘木一般。若脉浮而显大，重按中空，则称为芤脉。若脉浮而搏动有力，为洪脉。洪脉虽脉来充实有力，但落下去时势缓力弱。浮脉轻缓而平和，有如捻着葱管。若脉浮而搏动迟缓，虽觉稍大，却空豁无力，称为虚脉。若脉浮而柔软细小，为濡脉。脉来漫无根蒂，去来不明，好像飞散无定的杨花一样，则为散脉。

【濒湖脉学—主病诗】浮脉为阳表病居，迟风数热紧寒拘，浮而有力多风热，无力而浮是血虚。

【语释】浮脉是人体阳气亢奋的征象，最常见于外感而病在体表的时候。但它往往不是单纯地出现，浮而兼迟、紧，多为风寒；浮而兼数，多为风热。风热证的脉浮，常见浮而有力；如果脉搏动无力，则属于血虚的里证。

【病案分析】

患者男，60岁。患荨麻疹，瘙痒钻心，数月不愈，其脉浮而驰缓，并见汗出，恶风寒，舌苔薄白。辨证为风邪羁留，营卫不和证，应用桂枝汤调和营卫，病人服药一剂疹退痒止。

浮缓脉主风邪伤卫、营卫不和的太阳中风证，常以桂枝汤解肌发表，调和营卫。浮脉还与其他脉相兼出现，如浮紧脉主表寒证，临床以恶寒发热、身痛无汗为表现，常以麻黄汤辛温解表；浮数脉主表热证，或外感风热，内有里热，常以银翘散辛凉解表；浮滑脉主外感风寒，内有痰饮，多见于咳嗽、哮喘等肺系疾病，临床常见咳嗽、喉中有哮鸣音、痰色白清稀等症状，常以小青龙汤、射干麻黄汤散寒宣肺，温化寒饮，常用药物干姜、五味子、半夏、细辛、紫菀、款冬花等。

二、散脉

【脉象特征】浮大无根，散漫不齐，按之消失，律力不匀。

①脉位——较为表浅，在皮肤表面而未深入到肌肉深处。

②脉数——节律不齐。

③脉形——脉体软宽，脉长分布一般不会同时出现在寸、关、尺三部。

④脉势——不加压力可感觉脉跳，加压则难感脉动；脉力强弱不匀。

【指感】浮取散漫，中候似无，沉候不应，快慢不一，脉力不匀。如模式图 3-2 所示。

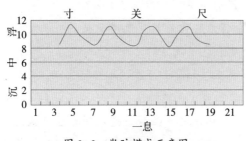

图 3-2 散脉模式示意图

【脉理分析】散脉多因气血虚衰，精气欲竭，阴不敛阳，阳气离散，以致脉气不能内敛，涣散不收，无法凝聚成正常脉象。

【临床意义】元气耗散，精气欲绝。

散脉当分新久。久病脏腑精气衰败，致使元气离散出现散脉者，已属临终状态，尤见于心、肾之气将绝的危重病证。若新病见散脉，如大吐大泻、急性大失血、暴汗等，气失依附而浮越于外，尚可医治。

【散脉相关经典】

《濒湖脉学·散》："散脉，大而散，有表无里，涣漫不收，无统纪，无拘束，至数不齐，或来多去少，或去多来少，涣散不收，如杨花散漫之象。"

《素问·脉要精微论》："散脉，脉来无根，莫测其源。"

《灵枢·邪气脏腑病形》："散脉者，气血不调，阴阳离决也。"

《脉经·脉形状指下秘诀》："散脉，大而散，散者气实血虚，有表无里。"

《外科精义·论脉证名状二十六种》："散脉之诊，似浮而散，按之则散而欲去，举之则大而无力。"

【濒湖脉学—体状诗】散似杨花散漫飞，去来无定至难齐。产为生兆胎为堕，久病逢之不必医。

【语释】将散脉比作杨花散漫飞扬，去来无定，难以整齐划一，形象地表达了散脉的无序和不稳定。"产为生兆胎为堕"是说散脉出现在孕妇身上可能预示即将生产，但如果出现在未到生产期的孕妇身上，意味着生产不顺或是胎气不稳定，是流产的征兆。"久病逢之不必医"是指对于长期病患来说，脉象散乱可能表示病情加重，"不必医"不是说不需要治疗，而是治疗可能难以逆转病情。

【濒湖脉学—相类诗】散脉无拘散漫然，濡来浮细水中绵。浮而迟大为虚脉，芤脉中空有两边。

【语释】散脉的脉象是散漫无拘，没有特定的规律或者集中的感觉。濡脉的脉象是浮而细，像是水中轻轻飘动的棉絮，轻按有，重按无。虚脉的脉象是浮大而迟缓，力度不足，给人一种空虚的感觉，像是大气球一样，外表看起来很大，但是里面没有充实的内容。芤脉的脉象浮大且中空，像是按压葱管时的感觉，中空而两边有搏动。

【濒湖脉学—主病诗】左寸怔忡右寸汗，溢饮左关应软散。右关软散胕胕肿，散居两尺魂应断。

【语释】左寸脉散，主心阳不足，心气大伤，心神失养的怔忡；右寸脉散，主卫气不固，肺气大虚，卫表不固的自汗；

左关脉散，主痰饮内生，溢于肌肤，阳不化阴的溢饮；右关脉散，主脾阳不足，水湿下注的下肢水肿；久病后可见两尺散脉，主元气溃散，精气大伤，病多凶险。

【病案分析】

朱丹溪诊治60岁坠马病人……再以攻逐瘀血而安"此段改为"丹溪治徐质夫，年六十余，因坠马，腰疼不可转侧，六脉散大，重取则弦小而长，稍坚。朱以为恶血虽有，未可驱逐，且以补接为先。遂令煎苏木、人参、黄芪、芎、归、陈皮、甘草，服至半月后，散大渐敛，食亦进；遂与熟大黄汤，调下自然铜等药，一月而安。案中先以补药接续元气，待散大渐敛，再以攻逐瘀血而安。

散脉见于寸、关、尺三部，多与各部所候脏腑病证有关。如左寸脉散，主心阳不足，心气大伤，心神失养的怔忡；右寸脉散，主卫气不固，肺气大虚，卫表不固的自汗；左关脉散，主痰饮内生，溢于肌肤，阳不化阴的溢饮；右关脉散，主脾阳不足，水湿下注的下肢水肿；久病后可见两尺散脉，主元气溃散，精气大伤，病多凶险。若因暑热耗散，暑湿之津气欲脱，喘而脉散者，可予以生脉散救之。

三、芤脉

【脉象特征】浮大而软，边实中空。

①脉位——脉搏显现部位表浅。

②脉形——脉管偏大。

③脉势——诊脉时有中空的感觉，边硬中软；脉力不足。

【指感】浮大中空，如按葱管。如模式图3-3所示。

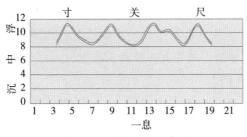

图 3-3　芤脉模式示意图

【脉理分析】多因血崩、呕血、外伤性大出血等突然出血过多，血量骤然减少，无以充脉，或因剧烈吐泻津液大伤，血液不得充养，阴血不能维系阳气，阳气浮散所致。

【临床意义】失血伤阴、阳气浮散、瘀血。

脱血、失精导致阴血耗伤，阳气外浮，因此脉象多浮大中空而成芤脉。若暑热耗伤津液，气津大伤，则见芤脉而兼弦细迟。诚如《金匮要略·痉湿暍病脉证》云："太阳中暍，发热畏寒，身重而疼痛，其脉弦细芤迟。"《医学入门》又载："芤主瘀血不通"，提出芤脉主瘀血。久病瘀血不去，新血不生，则见血虚而气失所恋，因此出现芤脉。

【芤脉相关经典】

《濒湖脉学·芤》："芤脉浮大，按之中空，芤为脱血。虚为血虚，浮散二脉见浮脉。"

《脉经·脉形状指下秘诀》："芤脉浮大而软，按之中央空，两边实。"

《景岳全书·外科钤》："芤脉，主阴虚血虚，脓溃后得之为宜，以脉病相应也。"

【濒湖脉学一体状诗】芤形浮大软如葱，边实须知内已空。火犯阳经血上溢，热侵阴络下流红。

【语释】芤脉浮大而虚软，有如葱管。因此，脉管外边虽触之坚实，但内部已空虚不振。火邪侵犯阳经的经脉，导致吐血、呕血、鼻衄等血液上涌的情况，或者火热邪气侵犯阴经的络脉，引发便血、血崩等下焦出血的情况，都会出现芤脉。

【濒湖脉学—相类诗】中空旁实乃为芤，浮大而迟虚脉呼。芤更带弦名曰革，芤为失血革血虚。

【语释】脉象中央空虚，旁边实在有力者为芤脉。辨别芤脉时，还应当与虚脉和革脉进行仔细比较。虚脉浮大且迟缓，革脉外实带有弦象，与芤脉大不相同。芤脉往往是在大失血以后出现，革脉则见于一般亡血失精的虚寒病证。

【濒湖脉学—主病诗】寸芤积血在于胸，关里逢芤肠胃痛。尺部见之多下血，赤淋红痢漏崩中。

【语释】在寸部（手腕侧）出现芤脉，可能与胸部积血有关。在关部（手腕中部）出现芤脉，可能与肠胃痛有关。在尺部（手腕下方）出现芤脉，可能与下焦出血症状有关，如尿血、便血等。

【病案分析】

《脉诀》首先提出芤主瘀血，"寸芤积血在胸中，关内逢芤肠里痛"，后世医家对芤主瘀血一直尚有争议，但临床中确实存在类似病例。如《古今医案按·卷十外科》记载儒医李生治一富家妇的病案。当时病妇肠中痛不可忍，而大便从小便出，接诊医生从未见过此病，当不可治。而儒医李生以云母膏为小丸数十粒加煎黄汤下之，妇人下脓血数升而愈。李氏在切脉时，觉芤脉见于肠部，"考虑关内逢芤肠里痛"。该病案是通过诊得芤脉，以明确肠痛诊断，通过下法使瘀血去而内痛尽愈。盖瘀血阻滞，新血不生，气无所依附而外越，加之血瘀化热，热动而气浮，两者合力遂得芤脉。

四、革脉

【脉象特征】浮而搏指，中空外坚。

①脉位——脉位较表浅，位于肌肉层或皮肤表层。

②脉形——脉宽增大；脉长可及寸、关、尺三部。

③脉势——轻取时，硬而搏指；重按时，豁然空虚，如同按在鼓皮上外急内空之状。

【指感】浮弦大虚，如按鼓皮。如模式图 3-4 所示。

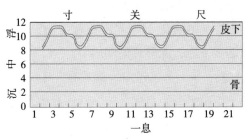

图 3-4 革脉模式示意图

【脉理分析】因精血耗伤，脉管不充，正气不固，气无所恋而浮越于外，以致脉来浮大搏指。

【临床意义】亡血，失精，小产，崩漏。

气血亏虚，阳气浮越、搏击于脉，此即有刚无柔，为无胃气的真脏脉，多属危候。精血耗竭，脉中空虚故按之空豁。因此，革脉最常见于精亏血枯之证，主阴、阳、气、血不足等诸虚。

【革脉相关经典】

《濒湖脉学·革》："革脉，弦而芤。如按鼓皮。"

《脉经·脉形状指下秘诀》："革脉，有似沉、伏、实、大而长，微弦。"

《金匮要略·血痹虚劳病脉证并治》："脉弦而大，弦则为减，大则为芤，减则为寒，芤则为虚，虚寒相搏，此名为革。"

【濒湖脉学—体状主病诗】革脉形如按鼓皮，芤弦相合脉寒虚。女人半产并崩漏，男子营虚或梦遗。

【语释】革脉的脉形像按着鼓皮，轻取坚急，重按空虚。芤脉是指脉象浮大空虚，弦脉是指脉象紧绷有力，革脉为两者的结合，表现为脉象浮大而中空，脉势有力而带弦。女性小产或崩漏以及男性的营气亏虚或梦遗等病症，多半可以见到这个虚寒性的革脉。

【濒湖脉学—相类诗】见芤、牢脉。

【病案分析】

患者女，44 岁。病人血崩 2 月，面色㿠白，心悸怔忡，不能平卧，唇舌淡白，脉形阔大，按之中空。先按血脱益气之法治疗，当归补血汤治疗未见效；又予以归脾汤、补中益气汤治疗，皆不见效。忽想起徐灵胎说："血脱后脉宜静细，反见洪大者，气亦外脱也。"气脱者以敛气为主，遂拟收敛固涩方，服药 6 剂痊愈。

由于血脱，使气无所依，气浮越于外，故见革脉，因益气固脱补血之法无效，而敛气为主之法获效。革脉可见于寸关尺三部，与五脏相关。如左寸革为心血虚心痛；左关革为寒滞肝脉，疝气、癥痕积聚、疼痛；左尺革则肾亏精损；右寸革为肺虚气逆；右关革主脾虚肝郁、腹痛泄泻；右尺革则肾衰，预后不良，女子可小产或崩漏。临床中革脉常见于妇女功能性子宫出血、男子遗精、痔疮出血、再生障碍性贫血等慢性失血疾病，常以益气补血之法治疗。

五、沉脉

【脉象特征】轻取不应，重按始得。

①脉位——轻触不能感觉脉搏搏动；中取时脉不明显；重取时脉象有力；加压到骨骼脉跳最明显；尚有进一步加压的余地。

②脉形——搏动长度可及三部；脉宽大小等不拘。

【指感】举之不足，按之有余，脉位深沉，节律整齐。如模式图3-5所示。

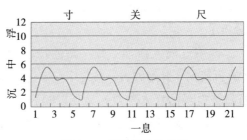

图3-5　沉脉模式示意图

【脉理分析】病理性沉脉的形成，一为邪实内郁，正气尚盛，邪正相争于里，致气滞血阻，阳气被遏，不能鼓搏脉气于外；二为气血虚衰，或阳气虚弱，升举鼓动无力，不能统运营血于外。

【临床意义】里证。

脉沉而有力为里实，多见于气滞、血瘀、食积、痰饮等病证；脉沉而无力为里虚，多见于各脏腑的虚证。脉沉而迟缓表明寒邪内阻，或阳虚不能温煦；脉沉而数表明阳热内盛，格阴于外，为真热假寒证；脉沉而紧表明寒邪内盛，脉道拘急。脉沉而缓主水湿；脉沉而弦主痰饮或疼痛；脉沉而牢主寒积。

注意：肥人脂厚，脉管深沉，故脉多沉；冬季气血收敛，脉象亦偏沉；有的人两手六脉皆沉细而无临床症状，均可视为平脉，不一定是病脉。此外，沉脉不可概言为里证。如感寒过重，寒束皮毛，致脉气不达于表亦可出现沉脉。

【沉脉相关经典】

《濒湖脉学·沉》："沉脉，重手按至筋骨乃得。如绵裹砂，内刚外柔。如石投水，必极其底。"

《外科精义·论脉证名状二十六种》："沉脉之诊，举之不足，按之方见，如烂绵。"

《医宗必读·脉有相似宜辨》："沉脉行于筋间，重按即见。"

【濒湖脉学—体状诗】水行润下脉来沉，筋骨之间软滑匀。女子寸兮男子尺，四时如此号为平。

【语释】沉脉的脉位，如同水之特性，沉降下行，出现于肌肉、筋骨深部，唯重按始得。男子以气为本，气属阳易升浮，寸脉亦属阳，所以男子寸脉常比尺脉旺；女子以血为本，血属阴易沉降，尺脉亦属阴，所以尺脉常比寸脉强。但若四时皆如此，可称为平脉。

【濒湖脉学—相类诗】沉帮筋骨自调匀，伏则推筋着骨寻。沉细如绵真弱脉，弦长实大是牢形。

【语释】沉脉的脉象在筋骨之间软滑而均匀地搏动；若需用力推筋着骨才能摸到的脉象为伏脉；若脉沉而细软如棉，为弱脉。脉沉而弦大有力，则为牢脉。

【濒湖脉学—主病诗】沉潜水蓄阴经病，数热迟寒滑有痰。无力而沉虚与气，沉而有力积并寒。寸沉痰郁水停胸，关主中寒痛不通。尺部浊遗并泻痢，肾虚腰及下元痛。

【语释】沉脉代表水液内停，多见于阴经病。若脉沉而数，为内有热邪；脉沉而迟，为内有寒邪；脉沉而滑，为内有痰饮。脉沉而无力，为阳虚气陷；脉沉而有力，为积滞、寒凝。寸部沉脉，常见于痰郁水停于胸部。关部沉脉，常见于中焦寒邪阻滞引起的疼痛诸症。尺部沉脉，常见于白浊、遗尿、泄泻、痢疾等病症，也可见于肾虚腰痛或小腹作痛等疾病。

【病案分析】

患者女，50 岁，患贫血 8 年，血红蛋白 5~7g。近两年来常有昏厥之象。现症见面色无华、心慌、耳鸣、少气懒言、易出汗、纳差，舌淡，苔薄白，脉沉细。辨证为脾胃虚弱，气血不足证。先后应用归脾汤、人参养荣汤补益气血。服药一月余，血红蛋白上升到 9.5g，其余症状缓解。

患者贫血日久，气血亏虚，气虚鼓动无力则脉沉，血虚脉道不充则脉细，因表现为沉细脉，主气血亏虚证，常见面色淡白、神疲乏力、少气懒言等症状，常用四君子汤、归脾汤、补中益气汤、八珍汤等补益气血。除沉细脉之外，沉脉之兼脉还有沉紧、沉实、沉迟、沉细而数、沉细等。其中沉迟脉主里寒证；沉数脉主里热证；沉缓脉主脾胃虚弱、水湿内停证；沉滑脉主痰饮内盛，《金匮要略·水气病脉证并治》云："寸口脉沉滑者，中有水气，面目肿大有热，名曰风水。"沉紧脉主寒疼痛；沉弦脉主肝郁气滞、痰饮内停证。《医学入门》云："痰饮脉皆弦而兼微沉滑，若双弦者，乃寒饮也。"以上可知沉脉相兼脉的主证不是单一脉象主证的叠加，易受其他疑难疾病的影响，临床应四诊合参。

六、伏脉

【脉象特征】重按推筋着骨始得，甚则暂伏而不显。

①脉位——轻触脉诊部位，不加压力感觉不到脉搏搏动；加压到一定程度后（按到骨骼）脉搏跳动才明显；没有进一步

加压的余地。

②脉形——脉及三部。

③脉势——脉搏脉力不拘。

【指感】按之似无，着骨乃得。如模式图 3-6 所示。

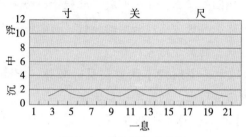

图 3-6　伏脉模式示意图

【脉理分析】伏脉多因邪气内伏，脉气不得宣通所致。

【临床意义】常见于邪闭、厥病、痛极。

邪气深伏，阻遏脉气，故见伏脉。若邪气闭塞，气血凝滞，致正气不能宣通，脉管潜伏不显，但必伏而有力，多见于暴病。如实邪内伏，气血阻滞所致气闭、热闭、寒闭、痛闭、痰闭等。若久病缠绵，气血虚损，阳气欲绝，不能鼓脉于外，导致脉沉伏着骨，必伏而无力。伏脉还可见于卒中、昏迷、虚脱等危重之证，为正虚真气欲亡之兆。若两手脉涩伏，同时太溪与跌阳脉均不见者，属险证。

【伏脉相关经典】

《濒湖脉学·伏》："重按着骨，指下裁动。脉行筋下。"

《难经·十八难》："伏者，脉行筋下也。"

《脉经·脉形状指下秘诀》："伏脉，极重指按之，着骨乃得。"

【濒湖脉学一体状诗】伏脉推筋着骨寻，指间裁动隐然深，伤寒欲汗阳将解，厥逆脐疼证属阴。

【语释】伏脉的脉位比沉脉更深，因此需要指头用力重按至最深部的骨胳，然后推动筋肉，才能感觉到脉搏在深处隐约跳动。伏脉一般是由于寒邪凝滞经络脏腑所致。因此尽管是伤寒表证，如果寒凝经络，阳气不能发越时，脉也可见伏。通过药物等方法使阳气回苏，突破寒凝，就能汗出而解。故伤寒表证如果见伏脉，可视为作汗而解的指针。而若脐腹冷痛，四肢厥逆而见脉伏，则属于阴寒内郁证。

【濒湖脉学—主病诗】伏为霍乱吐频频，腹痛多缘宿食停，蓄饮老痰成积聚，散寒温里莫因循。

【语释】伏脉主要见于邪气郁结于里，以致经脉阻滞，气血壅塞等情况。故霍乱频频呕吐，或宿食阵阵腹痛，或水饮内停、老痰积聚等症，往往出现伏脉。在治疗原则上应该温里散寒，以畅通血气、解郁破积、化痰逐饮。同时不要墨守成规，应根据患者的具体情况灵活变通。

【濒湖脉学—分部诗】食郁胸中双寸伏，欲吐不吐常兀兀，当关腹痛困沉沉，关后疝疼还破腹。

【语释】食物停滞不化，胸中气郁不舒，以致想吐又吐不出来，心中十分难受，则两手寸部常见伏脉。中焦寒湿凝聚，则易腹痛、身困，两手关部常见伏脉。下焦寒凝气滞，而致疝气（如腹股沟疝）引起剧烈疼痛时，两手关脉之后（尺部）常见伏脉。

【病案分析】

丁甘仁诊治一中暑病人，忽然跌仆，不省人事，牙关紧闭，肢冷脉伏。此患者是由于暑遏热郁，痰浊内阻，心包被蒙，清阳失旷，气急闭塞，脉道不利，属热深厥亦深之中暑重症。予以清暑开窍，宣气涤痰之剂，症状好转，神识已清，牙关亦开，伏脉渐起，而转为身热头胀，口干不多饮，胸闷不能食，舌苔薄黄，暑热有外达之机，暑必夹湿，湿热蕴蒸，有转入阳明之象。今拟清解宣化，以善其后。

左寸脉伏，属血郁，心气不足；左关脉伏，是肝之阴血瘀积在腹，胁下有寒气血冷；左尺脉伏，见于肾寒及精虚疝瘕；右寸脉伏，属肺气郁滞；右关脉伏，属寒邪凝滞中焦；右尺脉伏，提示肾寒，阳气即将消亡。伏数为热厥；伏迟为寒厥；沉伏闭郁，主霍乱、闭痛、积块等；伏而滑，主恶脓贯肌；微而伏，久病得之则死；伏涩脉则主吐逆、心神损伤，心下热痛。

七、牢脉

【脉象特征】实大弦长，沉居不移。

①脉位——轻触脉诊部位不能感觉脉搏搏动；中取时脉不明显；沉取脉搏搏动明显具有沉脉特征。

②脉形——脉长超过三部。

③脉势——重取时脉象有力，脉管紧张度较高，脉搏有平直弦脉特征。

【指感】五合脉（实大弦长沉）。如模式图 3-7 所示。

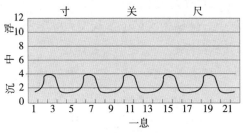

图 3-7　牢脉模式示意图

【脉理分析】邪气牢固，而正气未衰者，如阴寒内积，阳气潜于下，或气血瘀滞，凝结成癥积而固结不移，在脉象上则多表现为沉弦实大的牢脉。

【临床意义】多见于阴寒内盛，疝气、癥积之里实病证。

牢脉多因阴寒内盛，坚积内伏，寒实内积使阳气沉潜，气血郁遏不得上鼓所致。亦可见于顽疾、瘀血、食积等阻滞气血，正邪相搏之时。牢脉主实，有气血之分。癥积肿块，为实在血分；瘕聚疝气，是实在气分。若失血、阴虚等患者反见牢脉为危重征象。

临床中牢脉可判断疾病的预后，若见于里实证，属于脉症相符，提示预后尚可；若见于里虚证，则属于脉症不符，提示预后不良。

【牢脉相关经典】

《濒湖脉学·牢》："似沉似伏，实大而长，微弦。"

《脉诀汇辨·牢脉》："似沉似伏，牢之位也。实大弦长，牢之体也，牢脉不可混于沉脉、伏脉，须细辨耳。沉脉如绵裹砂，内刚外柔，然不必兼大弦也；伏脉非推筋至骨，不见其形。在于牢脉，即实大，才重按之便满指有力，以此为别耳。"

《外科精义·论脉证名状二十六种》："牢脉之诊，按之则实大而弦，且沉且浮，而有牢坚之意。"

【濒湖脉学—体状相类诗】弦长实大脉牢坚，牢位常居沉伏间。革脉芤弦自浮起，革虚牢实要详看。

【语释】牢脉有沉、弦、长、实、大的特点，因此其脉位比沉脉深，近于伏脉。在诊察牢脉的过程中需要与革脉相鉴别，革脉的脉位较浮，且具有弦而芤的特点；而牢脉脉位极为深沉，形状是实大而长，微弦。在主病上，革脉常见于虚证，牢脉常见于实证。

【濒湖脉学—主病诗】寒则牢坚里有余，腹心寒痛木乘脾。疝癫癥瘕何愁也，失血阴虚却忌之。

【语释】凡是沉寒里实，属于邪气有余的病变而见心腹寒痛以及肝郁乘脾所致的肝气郁积、脾运失常等病证，都可能出现牢脉。一般而言，在疝、癫、瘕、痕一类的积聚病出现牢脉，因实证实脉，脉证相同，病顺无愆；若失血阴虚这一类的虚证出现牢脉，则是虚证实脉，脉证相反而为忌。

【病案分析】

患者女，39岁，眩晕、头痛、失眠多年，西医诊为高血压病。因在分娩时受寒，常常自觉发冷，胃纳不佳，诊其脉象沉牢，予以附子、干姜为主药治疗。待症状缓解后，予以温补肾阳药、枸杞、吴茱萸等药做成丸药服之，3个疗程后症状消失，血压正常。

牢脉常与沉脉、大脉、长脉相兼为病，如沉牢脉为阴寒之邪遏伏阳气，尚可见迟象；牢大脉为蓄血在中的牢实之脉，主癥积郁结；牢长脉多见尺部，肾中阳气遭寒湿阴邪下犯，可见两胫重，少腹引腰痛；牢数脉为实热之邪阻于里，临床少见。孙思邈云："吐血复衄衊者，反得浮大牢脉者死。"因吐血复衄血，致阴血衰亡，阳气浮越，可见浮大；或血损邪实而见牢脉，均示危重。

第二节　脉率异常

一、迟脉

【脉象特征】脉来缓慢，息不足四。

①脉数——每分钟脉搏搏动不足60次；脉律基本规整，无间歇。

②脉形——脉象形态不拘。

【指感】脉来迟缓，一息不足四至。如模式图 3-8 所示。

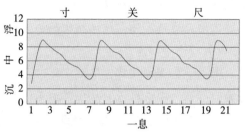

图 3-8　迟脉模式示意图

【脉理分析】脉管的搏动源于血流，而血的运行有赖于阳气的推动。当寒邪侵袭人体，困遏阳气或阳气虚衰，鼓动血行无力，均可导致脉流不畅，使脉来迟慢。

【临床意义】多见于寒证。

迟脉主寒证。若脉来迟而有力，多为阴寒内盛而正气不衰的实寒证；若脉来迟而无力，则多为心阳不振，无力鼓动气血的虚寒证。

脉迟不可概认为寒，亦见于邪热积聚之实热证。《伤寒论》云："阳明病脉迟有力，汗出不恶寒，潮热便鞭，手足濈然，为外欲解，可攻其里。"阳明腑实证中，邪热与糟粕相搏，结为燥屎，使腑气壅滞，气血受阻，故脉见迟而有力。此外，临床上迟脉亦可见于瘀证，如缓慢性心律失常多与迷走神经张力过高、心肌病变、高血钾等有关，脉象多表现为迟脉，辨证血瘀居多。

注意：运动员或经过锻炼之人，在静息状态下脉来迟而和缓；正常人入睡后，脉率较慢，都属于生理性迟脉。

【迟脉相关经典】

《濒湖脉学·迟》："迟脉，一息三至，去来极慢。"

《景岳全书·脉神章》：“迟脉，不足四至者，皆是也。”

《脉经·迟脉》：“迟脉，呼吸三至，去来极迟。”

《诊家正眼·迟脉》：“迟脉主藏，其病为寒。”

【濒湖脉学—体状诗】迟来一息至惟三，阳不胜阴气血寒。但把浮沉分表里，消阴须益火之源。

【语释】迟脉搏动迟缓，为一息三至，其形成主要是由于阳气衰弱，故不过阴寒邪气；或者是气血不足，素体阳虚所致。迟脉还须从浮、沉两个方面来进行分析。脉浮而迟，是寒邪在表；脉沉而迟，为寒邪在里。如果要消除或减轻体内的阴寒邪气，恢复阴阳的平衡，则要通过增强阳气，使阳气能够自然地制约和消除阴寒，从而达到治疗疾病的目的。

【濒湖脉学—相类诗】脉来三至号为迟，小快于迟作缓持。迟细而难知是涩，浮而迟大以虚推。

【语释】脉来一息三至，称为迟脉。比迟脉稍微快又比正常人稍慢（一息四至），为缓脉。如果迟脉细小无力，且带有艰涩而不流畅的感觉，为涩脉。如果迟脉浮大而软，为虚脉。

【濒湖脉学—主病诗】迟司脏病或多痰，沉痼癥瘕仔细看。有力而迟为冷痛，迟而无力定虚寒。

【语释】迟脉常见于脾阳虚，痰湿壅盛等脏气方面所发生的病变。除此以外，沉寒痼疾，癥瘕、积聚等，也能见到迟脉。若是迟而有力，常见于积寒疼痛的里寒实证；若是迟而无力，则多为阳气亏损的虚寒证。

【濒湖脉学—分部诗】寸迟必是上焦寒，关主中寒痛不堪。尺是肾虚腰脚重，溲便不禁疝牵丸。

【语释】寸脉主上焦，当上焦（心胸部）寒邪凝滞时，两寸多见迟脉。关脉主中焦，当寒邪侵犯中焦，出现如积冷伤脾，癥结、挛筋等寒痛证时，两关多见迟脉。尺脉主下焦，当出现肾虚火衰，导致腰脚重痛、溲便失禁和睾丸疝痛等症状时，两尺则多见迟脉。

【病案分析】

患者男，50岁，心悸胸闷气短3年，加重半个月。现症见：心慌、气短、面色少华、头昏、乏力、手足发凉。舌质淡，苔薄白，脉沉细迟。辨证为心气不足、心阳虚弱证。先后服用麻黄细辛附子汤10余剂，诸症消失。

该患者因心阳虚弱，无力鼓动，故见脉沉细迟，主虚寒证。迟脉还与其他脉相兼出现，如迟浮脉主表寒证；迟沉脉主里寒证；迟缓脉主寒邪阻遏，胃失和降，或脾肾虚寒，如虚寒呃逆，临床以呃声沉缓有力，胃脘不舒，得热则减等症状，治以丁香散温胃散寒；迟弦脉主素脾阳虚，肝寒过盛，肝木乘土，如肝寒胃痛，以吴茱萸汤温肝暖胃；迟细脉主血虚证，如产后虚寒性腹痛，以当归生姜羊肉汤补气养血、温经止痛。其次，迟脉可分见于三部，寸主上焦，心胸部寒邪凝滞，阳气郁闭，则寸口多见迟脉；关主中焦，阳气受阻则见积冷伤脾，挛筋等痛证，则关口多见迟脉；尺主下焦，多因阳虚肾虚火衰，腰脚重痛，溲便不禁，睾丸疝痛等病，临床常以肾气丸温补肾阳。

二、缓脉

【脉象特征】脉来和缓或脉势纵缓。

①脉数——每分钟脉搏搏动在60~71次之间；脉搏无间歇。

②脉形——脉宽可略大于正常。

【指感】脉势纵缓，缓怠无力，一息四至。如模式图3-9所示。

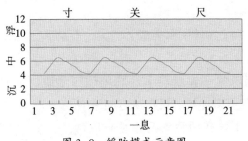

图 3-9　缓脉模式示意图

【**脉理分析**】脾胃为气血生化之源，脾胃虚弱，运化失常，气血不足，则脉管不充，其脉多为怠缓弛纵之象。湿性黏滞，阻遏脉管，气机受阻，则脉来虽缓，必见怠慢不振，脉管弛缓。

【**临床意义**】多见于湿病，脾胃虚弱，亦可见于正常人。

缓脉有两种临床意义，若脉来和缓，一息四至，为脉有胃气，见于正常人，亦称为平缓脉；若脉势纵缓，怠慢不振，多为脾胃虚弱或湿困阳遏。若有病之人，脉转和缓，是正气恢复之征，疾病将愈。

临床上若仅见缓脉，则一般表明机体气血调和畅达，为有胃气之脉。惟见相兼脉时，才具有病理意义。如脉浮缓为伤风，见于太阳中风病。脉沉缓为寒湿，因邪气阻滞气机所致。此外，缓脉还可主热证，如《四诊抉微·六纲领对待主治》云："热在气分，则热能伤气，故脉反缓，但缓必兼长大耳，长大而加之以软，即此可以想见其纵缓之形矣。"

【**缓脉相关经典**】

《濒湖脉学·缓》："缓脉，去来小驶于迟。一息四至。如丝在经，不卷其轴，应指和缓，往来甚匀。如初春杨柳舞风之象。如微风轻飐柳梢。"

《伤寒论·辨太阳病脉证并治上》："太阳病，发热、汗出、恶风、脉缓者，名为中风。"

《诊家枢要·脉阴阳类成》："缓，不紧也，往来纤缓。"

《景岳全书·脉神章》："缓脉，和缓不紧也。"

【濒湖脉学—体状诗】缓脉阿阿四至通，柳梢袅袅飐轻风。欲从脉里求神气，只在从容和缓中。

【语释】缓脉的特点是徐缓而均匀，一呼一吸刚好四至。缓脉的搏动就像柳树的梢头在微风中轻轻摇曳，展现出轻盈柔软的姿态。不管什么脉象，只要具有从容和缓之象便是"神气"的体现。因此这种脉象通常被认为是正常或健康的表现，反映了人体气血运行稳定、脏腑功能平和。

【濒湖脉学—相类诗】见迟脉。

【濒湖脉学—主病诗】缓脉营衰卫有余，或风或湿或脾虚。上为项强下痿痹，分别浮沉大小区。

【语释】风邪在表，营气不足，卫气有余，出现卫强营弱的情况，脉多见浮缓；湿邪侵袭，阻滞经络，脉多见沉缓；脾胃虚弱，脉来迟缓而细。风湿在上，颈部僵硬强直，脉多见浮缓有力；风湿在下，下肢痿软无力，脉多见沉缓有力。因此，通过参合脉搏的浮、沉、大、小，可以分辨各种不同病态的缓脉。

【濒湖脉学—分部诗】寸缓风邪项背拘，关为风眩胃家虚。神门濡泄或风秘，或是蹒跚足力迂。

【语释】外感风邪，项背拘急不适，寸部脉多浮缓；风邪侵袭引动头晕目眩，左关脉多迟缓有力；胃气虚弱，右关脉多迟缓无力。若脾肾阳虚而濡泻者，尺部脉多迟缓；津液燥涩而风秘者，尺部脉多缓涩；气虚湿滞，两足蹒跚无力，行动缓慢者，尺脉多迟缓而弱。

【病案分析】

缓脉主脾虚，并非专用补法，需四诊合参。若见脉缓，面色萎黄，舌胖而苔滑润等表现，方可考虑补法，免犯虚虚实实之戒。明·周之千《医家秘奥之脉法解》中曾言："如病得缓脉，最为吉兆，以胃气尚强耳。"在疾病过程中，若得缓脉，则知胃气尚存，病情具有向愈的转机。国医大师郭子光先生有一医案，患者因口渴，每日饮水量达四热水瓶之多，罹病三年余，故前来就诊，刻下见饮水量多（每日约7000~8000ml），但尿量不多，无明显浮肿，无食欲亢进，无尿频、尿急、尿痛等，通过检查，已排除糖尿病及尿崩症，自感心中烦热，胸闷不舒，面部稍有浮肿现象，精神正常，也无神经官能症证候群，脉弦硬有力，不迟不数，舌质紫暗，苔黄。许医疑属中医厥阴病范畴，采用乌梅丸加减，并改汤剂与服，患者以此方为主，经前后四次治疗，终获痊愈。此案中，患者虽有消渴、心中烦热、胸中不舒之症，脉弦硬有力，舌苔不白而反黄，似为热证，但脉象不迟不数，是为缓脉，缓脉并非热证之脉，且舌质紫暗而伴浮肿，脏虚内寒之象已较明显。因此许氏判断为寒热错杂，投以乌梅丸加味，辨证准确，切中病机，故效如桴鼓。

三、数脉

【脉象特征】脉来急促，息五六至。

①脉数——每分钟脉搏搏动在91~120次；脉律规整，无间歇。

②脉形——脉搏形态不拘。

③脉势——脉搏脉力不拘。

【指感】脉来搏疾，一息五至以上而不满七至。如模式图

3-10所示。

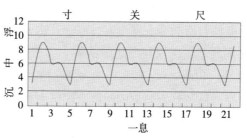

图 3-10　数脉模式示意图

【脉理分析】实热内盛或外感病邪热亢盛，正气不衰，邪正相争，气血受邪热鼓动而运行加速，则见脉数。或病久阴虚，虚热内生，也可使气血运行加快，故脉数。此外，阳虚阴盛，逼阳上浮；或为精血亏甚，无以敛阳，而致虚阳外越，亦可见脉数。

【临床意义】多见于热证（实热证，虚热证，假热证）。

若见脉数而有力，多为实热证；若脉细数而无力，多为阴虚内热证或气血不足尤其是心气血虚证；若脉浮大而虚数无力，多为假热证。

数脉亦主寒证，包括虚寒证、表寒证。《伤寒论·辨太阳病脉证并治》："脉浮而数者，可发汗，宜麻黄汤。"数脉亦主危证。《景岳全书》云："愈虚则愈数，愈数则愈危。"多因"元气虚极莫支"或"精血消竭"所致。

因此，不可见数脉就辨为热证，应分析成因，脉证合参，审因求本。

【数脉相关经典】

《濒湖脉学·数》："数脉，一息六至。脉流而薄疾。"

《素问·平人气象论》："数脉者，阴不足，阳有余，血气并于上，此为热病。"

《素问·玉机真脏论》:"数脉者,胃气虚,脾气不运,此为食减。"

【濒湖脉学—体状诗】数脉息间常六至,阴微阳盛必狂烦。浮沉表里分虚实,惟有儿童作吉看。

【语释】若一息之间,脉搏跳动六次,为数脉。这是由于阳热过盛,阴液亏损导致阴不制阳所致。临床上患者可能出现精神烦躁、情绪不安等症状。脉浮而数,为表热;脉沉而数,则为里热;脉数而有力,为实热;脉数而无力,则为虚热。数脉总是属于有热的征象,唯有儿童由于生理机能较为旺盛,其脉搏一息六至,比成人稍快。这是正常的生理现象,不必视为病理。

【濒湖脉学—相类诗】数比平人多一至,紧来如数似弹绳。数而时止名为促,数在关中动脉形。

【语释】正常人的脉搏,一呼一吸为四到五至。如果多一至以上,便是数脉。数脉还需与"紧脉""促脉""动脉"相鉴别。若脉搏来势紧急,如同绞转的绳索而左右动弹不已,但一息不到六至者,为紧脉。若脉数又时有歇止者,为促脉;若脉数而独显于关部者,为动脉。

【濒湖脉学—主病诗】数脉为阳热可知,只将心肾火来医。实宜凉泻虚温补,肺病秋深却畏之。

【语释】脉搏之所以见数,主要是由于阳气亢进、热邪过盛,灼烧阴液所致。针对数脉这种阳热证,治疗的重点在于调整心肾两脏之火,除此以外还要区别邪气的虚与实。脉象数大有力为实火,数细无力为虚火;实火宜清热泻火,虚火当滋阴降火,这是分辨数脉最基本的原则。肺气属秋,秋深天气干燥对肺病伤阴之人是不利的。如见数脉,说明火热内盛,燔灼肺阴,治疗更加困难了。

【濒湖脉学—分部诗】寸数咽喉口舌疮，吐红咳嗽肺生疡。当关胃火并肝火，尺属滋阴降火汤。

【语释】寸脉主上焦。若上焦心火上炎，导致咽喉肿痛，口舌生疮，则左寸多见数脉。若肺中有燥热，导致咳嗽咯血、肺中脓疡，则右寸多见数脉。若肝火上炎，导致烦躁易怒，两胁灼痛，则左关多见脉数；若胃火内盛，导致胃脘灼痛、拒按、渴喜热饮等，则右关多见脉数。若下焦火热燔灼，出现腰膝酸软而痛、头晕、五心烦热等症状，则双尺多见数脉，可能是由于肾阴虚引起的火旺，宜用滋阴降火汤类的方药进行治疗。

【病案分析】

患者女，18岁，左腰肋部出现水疱，成串排列，剧烈疼痛，沿胁肋分布，伴有发热、口干口苦、尿黄、烦躁、失眠等症状，舌淡红，脉弦数。中医诊断为缠腰火丹，辨证为肝火炽盛证，服用龙胆泻肝汤清肝泻火，并结合外敷治疗。服6剂后，发热已退，疼痛减轻，疱疹干燥，脱落而愈。

弦数脉象主肝火炽盛、肝阳上亢证，常以龙胆泻胆汤、丹栀逍遥散及黄芩、栀子、龙胆草、牡丹皮、夏枯草等药清肝泻火。数脉还与其他脉相兼出现。如浮数脉主表热证；沉数脉主里热证；滑数脉主痰热内盛、湿热内蕴、食积化热，常见于心、肺、脾等脏腑疾病，如痰热壅肺、痰热扰心，以清金化痰汤、温胆汤等方清热化痰、安神定志；数而实者为肺痈，以千金苇茎汤清肺化痰、逐瘀排脓；数而虚者为肺痿，以麦门冬汤合清燥救肺汤滋阴清热、润肺生津；细数脉主阴虚内热、血虚有热，常以生地、麦冬、玉竹、知母等药滋阴清热。

第三节　脉律异常

一、促脉

【脉象特征】脉来数而时有一止，止无定数。

①脉数——每分钟脉搏搏动在 90~160 次；伴有无规律提前搏动和代偿间歇。

②脉形——脉宽无明显异常。

【指感】一息五六至以上，快有歇止，止无规律。如模式图 3-11 所示。

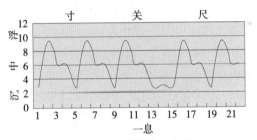

图 3-11　促脉模式示意图

【脉理分析】阳邪亢盛，热迫血行，心气亢奋，故脉来急数；热灼阴津则津血衰少，心气受损，脉气不相接续，故脉有歇止。气滞、血瘀、痰饮、食积等有形实邪阻滞，脉气接续不及，亦可形成间歇。

【临床意义】多见于阳盛实热或气血痰食等实邪阻滞，亦见于脏气衰败。

促脉可见于邪实，亦可见于正虚，但以阳盛邪实居多。脉促有力者属阳盛实热或气血痰食等有形实邪阻滞，经络气血不畅；脉促无力者为真阳衰惫，心气不足，虚阳浮动，脉气不相接续所致。关于促脉预后，《濒湖脉学》云："进必无生退可生"。脉歇止渐稀为病向愈，歇止渐增为病加重，可为临床提供参考。

注意：正常人有因情绪激动、过劳、酗酒、饮用浓茶等而偶见促脉者。

【促脉相关经典】

《濒湖脉学·促》："促脉，来去数，时一止复来。如蹶之趣，徐疾不常。"

《诊家正眼·促脉》："促脉之故，得于脏气乖违者，十之六七；得于真元衰惫者，十之二三。或因气滞，或因血凝，或因痰停，或因食壅，或外因六气，或内因七情，皆能阻遏其营运之机，故虽当往来急数之时，忽见一止耳。"

《濒湖脉学·四言举要》："《脉诀》乃云：并居寸口，不言时止者，谬矣。数止为促，缓止为结，何独寸口哉！"

【濒湖脉学—体状诗】促脉数而时一止，此为阳极欲亡阴。三焦郁火炎炎盛，进必无生退可生。

【语释】促脉的特征就是脉来数而时或歇止，是阳盛阴衰的表现，多因三焦郁火内炽，以致阳热炎盛、阴液消亡，血气运行受到严重阻遏。

【濒湖脉学—相类诗】数而时止名为促，缓止须将结脉呼。止不能回方是代，结生代死自殊途。

【语释】脉来数而歇止，是促脉，脉来缓而歇止，是结脉。代脉则是"不能自还"式的歇止，也就是歇止的次数既有规则，歇止的时间又较长。一般来说，促结脉的病变较轻，代脉的病变较重。

【濒湖脉学—主病诗】促脉惟将火病医，其因有五细推之。时时喘咳皆痰积，或发狂斑与毒疽。

【语释】促脉的出现，主要是三焦火热内盛而有郁积导致的。其原因有五，即气、血、痰、饮，食，都可见到有郁积的时候。如见时时咳嗽，甚至喘逆、痰涎壅盛而脉促的，这便是属于痰积；如邪火在脏，神志失常而脉促，则多见发狂；如热毒入营，营气逆滞而脉促，则常见发斑；如热在肌肉，血气郁腐而脉促，便多发毒疽。这都说明一个问题，无论为热为郁，都必须有留滞不通，脉来才可见促。

【病案分析】

某男青年，每次饱餐后就出现心慌、胸闷，反复发作 5年。现症见：饭后嗳气频频，泛酸恶心，心悸，胸闷，常在进食干饭及饮酒后加重，饭后被迫端坐。心电图检查为频发房性早搏，经西药治疗无效。患者形体消瘦，神疲乏力，大便不畅，夹有不消化食物，且有酸臭气。舌淡，苔黄腻，脉促。结合四诊及舌脉，辨证为饮食积滞。因食积不化，有形实邪阻抑心气，使脉气不畅，故见脉促。以保和丸消食化积，3 剂而愈。

热盛火炎，怒气逆乱，致发狂、喘促、斑毒等，均可见促脉。"热者寒之"热盛之疾治当寒凉，故浮而促可辛凉解表；促而洪可清泄阳明热毒。痰饮积邪，阻滞经脉，常见促脉，方用滚痰丸泻火逐痰。心气衰惫，症见心悸、气短、乏力，治宜大补元气、养心益气，五味子汤主之。

二、结脉

【脉象特征】脉来缓慢，时有中止，止无定数。

①脉数——每分钟脉搏搏动在 60 次左右；伴有无规律提前搏动和代偿间歇。

②脉形——脉宽无明显异常。

【**指感**】慢有歇止，止无规律。如模式图 3-12 所示。

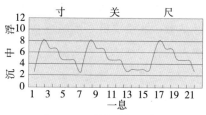

图 3-12　结脉模式示意图

【**脉理分析**】阴寒偏盛则脉气凝滞，故脉率缓慢；若气结、痰凝、血瘀等积滞不散，心阳被抑，脉气阻滞而失于宣畅，故脉来缓慢而时有一止；若久病气血衰弱，尤其是心气、心阳虚衰，鼓动无力，气血运行不畅，脉气不续，同样可见脉来缓慢、时有歇止。

【**临床意义**】多见于阴盛气结、寒痰血瘀，亦可见于气血虚衰。

结脉多因阴盛而阳不和，气血阴阳不相接续所致。若脉结而有力，多见于阴寒偏盛，脉气凝滞；或气结、痰凝、血瘀等积滞不散，脉气阻滞。若脉结而无力，则多见于久病体虚，尤其是心气心阳虚衰等病证。

《濒湖脉学》曰："浮为气滞沉为积，汗下分明在主张。"在浮部见结脉，为浮结，主表证，是表有寒邪阻遏现象。在沉部见结脉，为沉结或伏结，主里证，是内有寒邪积聚一类的疾病。

【**结脉相关经典**】

《濒湖脉学·结》："结脉，往来缓，时一止复来。"

《诊家正眼·结脉》："结属阴寒，亦因凝积。"

《脉诀汇辨·结脉》："或来或去，聚而却还，与结无关。"

【**濒湖脉学一体状诗**】结脉缓而时一止，独阴偏胜欲亡阳。**浮为气滞沉为积，汗下分明在主张。**

【语释】结脉搏动迟缓，时而有一次歇止。它是阴寒偏盛，邪结于里，阳热不足，正气衰减的脉象。若脉浮而有力，时或见结脉，是寒邪滞于经脉，宜辛温发汗以驱散表寒；若脉沉而有力，时或见结脉，则为阴寒固结，气机受阻，便当用辛通导滞的方法以下积开郁，结脉自然就消失了。

【濒湖脉学—相类诗】同"促脉"。

【濒湖脉学—主病诗】**结脉皆因气血凝，老痰结滞苦呻吟。内生积聚外痈肿，疝瘕为殃病属阴。**

【语释】结脉的出现，往往都因气血凝滞所致。例如老痰结滞，各种积聚、痈肿、疝瘕等，都可使血气流行的气机受到阻滞而出现结脉。不过，结脉与促脉相比较，促脉属于热证的居多，结脉以寒证多见，便属于阴证的范畴了。

【病案分析】

清代医家余景和有一医案，病人身体肥胖，自诉神疲肢倦，饮食减少，先服胃苓汤、平胃散后无效，后又以为是胸痹，进薤白、瓜蒌等药不效。病人二十余日未进食，四十余日未大便。脉见歇止，或三息一止，或四息一止，属于结脉。予附子理中合建中法汤三日后痊愈。

该病辨证为中焦虚寒，阴盛气结证。中焦阳气虚衰，营阴化生不足，加上服燥药淡渗之品太多，阴血耗伤，肠胃枯涩，以致大便内积，积滞不散，脉气阻滞，故见结脉，为有形实邪阻滞所致。其次，结脉与涩脉、代脉的脉象特点类似，均有迟缓、细小、有止歇的特点，其结脉的止歇为不规则，止无定数，间歇时间较长。临床中结脉常以相兼脉出现，如脉沉而结，多阴盛阳伤，以温中健胃散寒为治，理中汤主之；若脉结代，因气虚血弱所致，《伤寒论》曰："脉结代，心动悸、炙甘草汤主之。"

三、代脉

【脉象特征】脉来一止,止有定数,良久方还。

①脉数——每分钟脉搏搏动在 60 次左右;有规律性间歇,间歇时间较长。

②脉势——脉力参差不均,强弱交替,总体偏弱。

【指感】缓有歇止,止有规律。如模式图 3–13 所示。

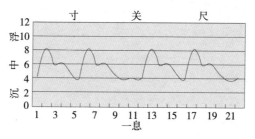

图 3–13 代脉模式示意图

【脉理分析】脏气衰微,元气不足,以致脉气不续,故脉来时有中止,脉虚无力,常见于心脏器质性病变。疼痛、惊恐跌仆损伤等见代脉,是因暂时性的气结、血瘀、痰凝等阻抑脉道,血行涩滞,脉气不能衔接而致。

【临床意义】见于脏气衰微、疼痛、惊恐、跌仆损伤等病证。

若脉代而应指有力,多见于疼痛、惊恐、跌打损伤等。若脉代而应指无力,多见于脏气衰微,真元不足。

气血乍损不相接续而出现代脉,非必死之象,疼痛惊恐、风证痛证等出现代脉,亦是如此。"若不因病而人羸瘦"见代脉,表示一脏之气绝而他脏之气代动,此为死脉。代脉亦可见于常人,如妊娠初期,五脏精气聚于胞宫以养胎元,脉气一时不相接续,亦见代脉。

【代脉相关经典】

《濒湖脉学·代》："代脉，动而中止，不能自还，因而复动。脉至还入尺，良久方来。"

《濒湖脉学·代》："《经》曰，代则气衰。滑伯仁曰：若无病，赢瘦脉代者，危脉也。有病而气血乍损，气不能续者，只为病脉。伤寒心悸脉代者，复脉汤主之，妊娠脉代者。其胎百日。代之生死，不可不辨。"

【濒湖脉学—体状诗】动而中止不能还，复动因而作代看。病者得之犹可疗，平人却与寿相关。

【语释】凡脉搏动到一定的至数，便歇止一次，歇止后，仍是照旧的搏动，这就叫做代脉。久病而见代脉，只要分辨出其虚损所在，进行准确的治疗，仍属无妨。如果正常人而忽见代脉必须仔细检查，以免发生意外。

【濒湖脉学—相类诗】见"促脉"。

【濒湖脉学—主病诗】代脉原因脏气衰，腹痛泄痢下元亏。或为吐泻中宫病，女子怀胎三月兮。

【语释】出现代脉的主要原因是由于脏气衰弱、元阳不足所致。即包括下元亏损而病的腹痛、泄痢；中阳不足所致的脾胃虚弱、呕吐泄泻等。妇女怀孕三月以后，也偶有见代脉的，仍为元气不足的征兆。

【病案分析】

明代李中梓有一医案："善化县黄桂岩，心疼夺食，脉动一止，良久不能自还。施笠泽云：'五脏之气不至，法当旦夕死。'余曰：'古人谓痛甚者脉多代。'周梅屋云：'少得代脉者死，老得代者生。'今桂岩春秋高矣，而胸腹负痛，虽有代脉，不足虑也。果越两旬而桂岩起矣。"此病案因邪气阻遏脉道，血行涩滞，致脉气一时不相续接，非死证也。因此，临床见到代脉时，不可轻断危候，应参证分析，以免误判。注意鉴别结脉、代脉，二者均为脉搏动中有止，止而复来的脉象。但结脉歇止无规律性，歇止时间较短，有自行恢复的能力；代脉歇止有规律性，歇止时间较长，无自行恢复的能力。

第四节　脉长异常

一、长脉

【脉象特征】首尾端直，超过本位。

①脉位——中取明显。

②脉形——脉长超过寸、关、尺三部；脉宽略大于正常。

③脉势——力量中等。

【指感】脉体较长，超逾寸部，下逾尺部。如模式图 3-14 所示。

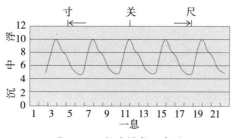

图 3-14　长脉模式示意图

【脉理分析】长为有余过盛的脉象。身体健旺，气血充盛，血行通畅，血脉和利，脉来和缓而长，如循长竿末梢，是阴阳调和的平脉。若阳亢热盛、痰火内蕴，致阴阳失调，气逆血壅，脉道充盈以长，过于本位，状如长竿，来势硬满，为病理之长脉。

【临床意义】 阳实热证或健康人。

长脉常见于阳证、热证、实证，亦可见于平人。若脉象充盈有余，长而和缓，为健旺强壮之征，属生理性长脉；若脉象硬满有余，应指硬直，则为阳热实证，属病理性长脉。

此外，长脉常以相兼脉出现，如脉长而洪数为阳毒内蕴；脉长而洪大为热深、癫狂；脉长而搏结为阳明热伏；脉长而弦为肝气上逆，气滞化火或肝火挟痰；脉细长而不鼓者为虚寒败证。

注：老年人两尺脉长而滑实，提示气血充盈，气机调畅，多长寿。

【长脉相关经典】

《濒湖脉学·长》："长脉，不小不大，迢迢自若。如循长竿末梢，为平；如引绳，如循长竿，为病。"

《黄帝内经·脉要精微论》："长则气治，短则气病。"

《诊家正眼·长脉》："故知长而和缓，即合春生之气，而为健旺之征。"

《三指禅·长》："长脉怕绳牵，柔和乃十全，迢迢过本位，气理病将痊。"

【濒湖脉学—体状诗】 过于本位脉名长，弦则非然但满张。弦脉与长争较远，良工尺度自能量。

【语释】 长脉往往是超越了寸、关、尺三部，但它却没有弦脉那样充分紧张的感觉。怎样认识弦脉和长脉的差别？只要掌握了两脉各自不同的特点，自然就心中有数，能够比较出来了。

【濒湖脉学—主病诗】 长脉迢迢大小匀，反常为病似牵绳。若非阳毒癫痫病，即是阳明热势深。

【语释】长脉通常表现为脉来大小均匀，柔和条达。如果一反常态，脉就像牵引绳索般紧张，便为病象。诸如血热的阳毒，风痰的癫痫，以及阳明病的里热炽盛等病证，都可见到长脉。

【病案分析】

李某某，本厂职工，女，年近四旬。于一九八六年十月七日起就诊。患者三年来眉棱骨痛，头痛。痛时恶心欲呕，冷汗淋漓。症见口苦咽干，大便粘稠，牙龈疼痛，鼻内有小疖子，肢节疼痛。诊右脉弦长，左脉寸小滑关细。舌苔白腻质淡红夹青。证属：气机不畅，阳明经风热。法当调理气机，祛阳明经风热。处方：温胆汤加味以治。法夏10g、竹茹1团、枳实10g、陈皮10g、茯苓15g、苏梗10g、白芷10g、川芎10g、佛手10g、吴芋3g、荷顶3个、甘草6g；加减：口干咽痛加花粉10g、寸冬10g、枇杷叶10g、减吴芋；肢痛加威灵仙10g；腹胀加大腹皮10g；牙龈痛加升麻减吴芋。共诊六次，服药计十二剂。棱眉痛，头痛证豁然而除，诸症均解。临证若见长脉，首分生理与病理。生理性长脉，多提示其人气血充盛、气机调畅，正如长则气治。如诊长寿老人之脉，其尺脉多较长，且兼有滑实和缓、两尺对称之特点。正如："人之有尺，若树之有根；尺脉长者，蒂固根深，肾气有余也！"病理性长脉，其人多为阳证、热证、实证也。

二、短脉

【脉象特征】首尾俱短，显于关部，寸尺两部不显。

①脉位——中取明显。

②脉形——脉长不足寸、关、尺三部；脉宽略小于正常。

③脉势——力量中等或有不足之感。

【指感】脉动应指只见于关部，寸尺部不显。如模式图3-15所示。

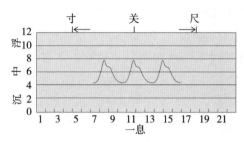

图 3-15　短脉模式示意图

【脉理分析】心气亏虚，无力鼓动血行，气血不能充盈脉道，或气滞血瘀、痰凝食积，致使气机阻滞，脉气不能伸展，致使寸口脉搏动短小。

【临床意义】气病（气虚或气郁）。

短脉主气病，短而有力为气郁，如气郁血瘀或痰阻食积，阻滞脉道，脉气不能伸展者；短而无力为气虚，如气虚不足，无力鼓动血行，则脉短而无力。

注意：生理性短脉多见于秋季，多因秋气敛肃，人亦应之，气血内敛，无以充盈鼓荡血脉，故脉见短。

【短脉相关经典】

《濒湖脉学·短》："短脉，不及本位，应指而回，不能满部。"

《素问·脉要精微论》："短则气病。"

【濒湖脉学一体状诗】两头缩缩名为短，涩短迟迟细且难。短涩而浮秋喜见，三春为贼有邪干。

【语释】短脉显于关部，不足于寸、尺部，它和涩脉比较起来还不一样。涩脉虽也显得短，但脉形细弱，搏动迟缓而艰涩（难）。短脉和涩脉在秋天常见，如果春天出现短涩而浮的脉象，说明湿邪入体。

【濒湖脉学—主病诗】短脉惟于尺寸寻，短而滑数酒伤神。浮为血涩沉为痞，寸主头疼尺腹痛。

【语释】短脉，只有在尺部和寸部这两个部位最好辨认。脉来显短并且滑数，表明是伤于酒毒，或湿热内盛。血少不充，多见浮而短；胸腹痞满，多见沉而短。阳气虚于上而头痛者，寸脉多见短；阳气虚于下而腹痛者，尺脉多见短。

【病案分析】

1962年，余在小碧公社卫生院时，院邻严某某，系中年经产妇，第3胎。产后10余日，自觉下腹坠胀，似子宫脱出求治于余。当时，候诊者众，未加详察。考虑中年产后少腹坠胀，且本人素体肥胖，切脉短滑，病为中气下陷似乎不疑，随拟补中益气汤，嘱服2剂。次日，家人呼诊，言昨服药1剂，今晨起来即不识人，妄言乱语。余即往视，见患者端坐于堂中，询服药情节，一概否认，语无伦次，呈似狂非狂之状。惟精神兴奋，全无病容。诊毕自知用药不当，恐一时不识错拟，故日内三诊，而未拟方。幸病家信任，知我为之细察深思，未急求方药。次日凌晨往视，患者未醒，轻开帐帏，见侧卧于床。口角及枕布，满布痰涎。至此，余才恍然大悟，肥人多湿多痰。古有明训：脉短滑，乃痰也，非气虚，误用补中益气汤，升提痰火，窜扰神明，遂致神志不清变生斯疾，法当涤痰开窍醒神，改拟达痰丸加减，服1剂神志好转，继进1剂，清醒如常。旁人笑述病时所说，如梦初醒而自感羞愧。再诊时，言少腹胀痛如故，此为气滞血淤。拟投生化汤合失笑散化裁。2剂后诸症悉除。

短脉主气病，短而有力主气郁，短而无力主气虚。若某部脉短，则提示对应脏腑气虚血少。如两手同时诊脉，独见左寸脉涩小，为短也，据独处藏奸之理，左寸应心，则可诊断心之气血亏虚也，其人多易心悸、失眠多梦、头昏等，治疗则宜养心益气。若整体脉短，形如"申"字，则提示气机痞塞于中而上下之气不足也，其人多易胸闷、脘痞、背胀、抑郁等，治宜运转中焦、升清降浊。

第五节　脉宽异常

一、洪脉

【脉象特征】脉形宽大，来盛去衰。

①脉位——浮取脉搏搏动明显。

②脉形——脉宽大于正常；脉长超逾三部。

③脉势——脉搏搏动有力；大起大落，有来盛去衰的感觉。

【指感】位浮、脉大、势强，来盛去衰。如模式图 3-16 所示。

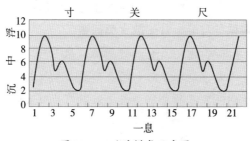

图 3-16　洪脉模式示意图

【脉理分析】邪热亢盛，充斥内外，正气不衰而与邪气剧争，气盛血涌，脉体扩大，故脉大充实有力。

【临床意义】阳明热盛或气分热盛。

洪脉多见于外感热病的中期，即阳明（气分）热盛证，因内热充斥，正邪交争，气壅火亢所致。生理性洪脉多见于夏天。夏令阳气亢盛，肤表开泄，气血向外，故脉象稍现洪大，为夏令之平脉。

若久病气虚，或虚劳、失血、久泄等病证而出现洪脉，必浮取盛大，而沉取无力无根，或见躁疾，为阴精耗竭，孤阳将欲外越之兆，多属危候。

【洪脉相关经典】

《濒湖脉学·洪》："洪脉，指下极大。来盛去衰。来大去长。"

《脉经·辨三部九候脉论》："浮洪大长者，风眩癫疾……洪大者，伤寒热病，浮洪大者，伤寒，秋吉，春成病。"

《濒湖脉学·四言举要》："病热有火，洪数可医……五疸实热，脉必洪数……未溃痈疽，不怕洪大，已溃痈疽，洪大可怕。"

《三因极一病证方论·七表病脉》："洪实为癫，洪紧为痈疽、为喘急、亦为胀，洪大为祟，浮洪为阳邪来见。"

【濒湖脉学—体状诗】脉来洪盛去还衰，满指滔滔应夏时。若在春秋冬月分，升阳散火莫狐疑。

【语释】脉象洪大，如洪水涨溢，来势充盛，去则微细。这种脉象见于夏季是合乎时令的。如果在春秋或冬季出现这种脉象，则是阳气亢盛的象征，需要采取"升阳散火"的方法进行治疗。

【濒湖脉学—相类诗】洪脉来时拍拍然，去衰来盛似波澜。欲知实脉参差处，举按弦长愊愊坚。

【语释】洪脉来时，脉搏跳动有力，如同拍击的声音。脉去时则逐渐减弱，如同波澜起伏。实脉与洪脉有区别，实脉无论轻举还是重按都有弦长坚硬的感觉。

【濒湖脉学—主病诗】脉洪阳盛血应虚，相火炎炎热病居。胀满胃翻须早治，阴虚泄痢可踌躇。

【语释】脉象洪大，多属于阳热内盛，阴血亏虚的病变。尤其是在心火上炎的时候，脉多见洪。但也有虚和实的区分。如果胃热郁盛，胀满翻胃（即反胃、呕吐）而见脉洪的，多属实证当及时清泻胃热。如果泄泻或下痢反见洪脉的，这是阴津大伤、阳热犹亢的虚证，急宜养阴以清热，不能当作实证治。

【病案分析】

曹姓妇，37 岁，西医诊为甲亢恶性突眼者。因失眠、羞明伴发热、易饥、眼球突出、住入某大医院治疗一月，中西药合用少效，自动出院，就诊，来诊时症见双眼高度向前突出约 20mm，眼睑内陷，不能闭合，眼球肿大，球结膜充血，水肿，下缘下垂，角膜脓样结痂，目珠不能转动，伴有口燥咽干，口渴欲饮，易饥多食，腹胀便结，苔黄无津，脉象洪数，证属邪热，痰浊壅阻脏腑，法拟泻热通腑先治其标，方用白虎汤合大承气汤加减，药用：生石膏 100g、知母 18g、生甘草 6g、生大黄、芒硝（冲）各 12g、厚朴、炒枳壳各 10g，水煎服，日一剂。药服 2 剂，腑气通、热势析，诸症好转，苔转白润津复，脉转细数，转投自拟"舒肺达肝平突汤"，药用：生黄芪、北沙参、炒川楝子、夏枯草、云母石各 30g、枇杷叶、浙贝、射干、生白芍各 15g、制香附 12g、甘草 6g、知母 18g，日一剂，水煎服。随证守方稍有出入，服汤药一月，诸症好转，眼球渐见回缩，白睛水肿渐见消退。上方改为散剂，日服 35g，分 3

次饭前半小时服。患者守服散剂 6 个月，眼球基本回缩，视力恢复，再属减量守服一段时间，于以巩固，追访 5 年无复发。

洪脉多主阳明气分热盛，亦主邪盛正衰，常见于外感热病的极期阶段，如伤寒阳明经证或温病气分证。多因阳气有余，内热鸱张，且正气不衰而奋起抗邪，邪正剧烈交争，致使脉道扩张，气盛血涌，故脉大而充实有力，常兼有脉滑大之象。若久病虚劳，或失血、下利、久咳等病症而出现洪脉，必浮取盛大，而沉取无力无根，或见躁疾，此为阴精耗竭，孤阳将欲外越之兆，多属危候。

二、细脉

【脉象特征】细小如线，应指明显。

①脉形——脉管较细，脉宽小于正常；脉长可及三部。

②脉势——可清楚感觉到脉搏搏动。

【指感】脉形细小，往来如线，应指明显。如模式图 3-17 所示。

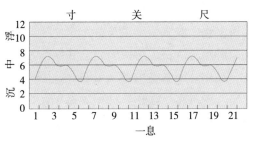

图 3-17　细脉模式示意图

【脉理分析】气血亏虚，不盈脉道，或脾虚生湿，湿遏脉道，导致脉体细小。

【临床意义】气血两虚或湿证阻。

细脉主气血两虚，多因诸虚劳损，气血虚衰，营血亏少不能充盈脉道，气虚无力不能推动血行，故见脉细而无力。细脉亦可见于邪气阻滞，湿邪为病，由于湿邪黏腻，阻滞脉道，故见脉体细小有力而缓。若温热病神昏谵语见细数脉，则为热邪深入营血或邪陷心包之征象。

此外，因气血不足所致心悸、气短、汗出、头晕、乏力等症与阴精不足所致潮热盗汗、颧红口干等症多与细脉并见。

【细脉相关经典】

《濒湖脉学·细》："细脉，小于微而常有，细直而软，如丝线之应指。"

《脉经·脉形状指下秘诀》："细脉，小大于微，常有，但细耳。"

《诊家正眼·诊脉法象论》："细直而软，累累萦萦，状如丝线，较显于微。"

【濒湖脉学—体状诗】细来累累细如丝，应指沉沉无绝期。春夏少年俱不利，秋冬老弱却相宜。

【语释】细脉在搏动时不仅如丝线纤细，而且软弱无力，好似十分困乏的样子。此脉虽然极其细软，但在较深沉的部位仍能摸到，且在不停搏动并没有中断的迹象。人体脉搏的变化和自然界的气候变化有着不可分割的关系。春夏两季气候温和炎热，人体的脉亦相应地跳动活跃。如果春夏季少年人反而脉来细弱，应提防身体是否有不适之处。秋冬季节阳气衰减，人体也相应地血行和缓。如果老年人在秋冬出现此种脉象，则无关紧要。

【濒湖脉学—相类诗】浮而柔细知为濡，沉细诸柔作弱持。微则浮微如欲绝，细来沉细近于微。

【语释】如果脉象轻触即得，而且柔软细小，就可以判断为濡脉。如果脉象轻取不见，重按无力而柔细，则可能是弱

107

脉。如果脉象微弱到快要消失的地步，就是微脉。如果脉象沉细而不断，则是细脉。

【濒湖脉学—主病诗】细脉萦萦血气衰，诸虚劳损七情乖。若非湿气侵腰肾，即是伤精汗泄来。

【语释】细脉之所以脉来萦细如丝，往往是由于血气衰弱的缘故，常见于各种七情不和所致的虚损劳伤诸病。阳气虚弱、水湿侵袭而得的腰痛病，或精气内伤、阳不固外而得的自汗证等，都可以出现细脉。

【病案分析】

某君，脉象细数如刀锋，舌有裂纹，咳呛气急，络破咯血。肺热清肃失司，用养阴清肺止血法，予以鲜生地四钱，玄参四钱，仙鹤草三钱，紫菀一钱半，茜草根炭三钱，百合三钱，小蓟炭三钱，藕节四钱，白茅根四钱，山茶花炭三钱，服药后好转。

细脉多主气虚及各种虚证劳损。左寸脉细，可见心慌、心悸、失眠、多梦；左关脉细，属肝阴枯竭之象；左尺脉细，多见泄泻、痢疾或遗精；右寸脉细，常见咳嗽、潮热、盗汗；右关脉细，多见于胃痛而胀满不适；右尺脉细，属下焦元阳不足，虚寒内盛之象；细脉之兼脉有细数脉、迟细脉、细滑脉、弦细脉、细涩脉等，细数脉主阴虚、血虚有热；迟细脉主阳气虚弱、寒凝血瘀；细滑脉主脾虚湿盛、痰湿内盛；弦细脉主肝郁血虚；细涩脉主血虚阴虚血瘀。

三、濡脉

【脉象特征】浮而细软，应指少力。

①脉位——轻触即感脉搏搏动，加压后搏动感或反不如前，中按则无明显脉搏。

②脉形——脉宽小于正常，但脉长可及三部。

③脉势——软而无力。

【指感】位浮、形细、势软。如模式图3-18所示。

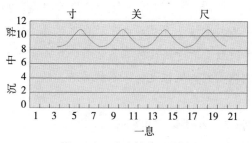

图3-18 濡脉模式示意图

【脉理分析】诸虚劳损，因机体精血阳气亏虚，不能充盈脉道，故脉体细小；阴血不足，气不得收敛而外浮，故脉浮；气虚鼓动无力，故脉来应指软弱。

【临床意义】多见于诸虚或湿证。

濡脉多见于崩中漏下、失精、泄泻、自汗喘息等而致精血阳气亏虚之人。湿困脾胃，阻遏阳气，脉气不振，如外伤暑湿、湿邪困脾等病证，也可出现濡脉。

【濡脉相关经典】

《濒湖脉学·濡》："濡为亡血阴虚病，髓海丹田暗已亏，汗雨夜来蒸入骨，血山崩倒湿侵脾。"

《脉经·脉形状指下秘诀》："软脉，极软而浮细……软，一作濡，曰濡者，如帛衣在水中，轻手相得。"

《诊家正眼·濡脉》："濡脉细软，见于浮分；举之乃见，按之即空。"

《古今医统·统属诊法统病》："濡为气虚之候，表虚少气为原。左寸心惊噎气，左关体弱目昏，左尺伤精阴痿，小水频数血崩；右寸虚汗，或为痔漏下血，右关食积，右尺虚泻未宁。"

【濒湖脉学—体状诗】濡形浮细按须轻，水面浮绵力不禁。病后产中犹有药，平人若见是无根。

【语释】濡脉的脉象轻浮细软，触按需轻柔，如同水面上的浮绵，经不起重按。在病后或产后出现濡脉，可能是气血损伤还未复原所致，此时还比较容易治疗。然而，如果在平常人身上出现濡脉，则为无根之脉，是脾肾两虚的征兆，必须及时防治。

【濒湖脉学—相类诗】见细脉。

【濒湖脉学—主病诗】濡为亡血阴虚病，髓海丹田暗已亏。汗雨夜来蒸入骨，血山崩倒湿侵脾。

【语释】濡脉主要见于营血亏损、阴精虚少之病证。例如：髓海空虚、丹田不足、阴虚盗汗、骨蒸烦热、妇女血崩、脾湿濡泻等，往往可以见到濡脉。

【病案分析】

患者女，26 岁，产后便秘，面白无华，心悸怔忡，头晕目眩，视物模糊，神情倦怠，纳少，舌淡，苔薄白，脉濡细。辨证为产后气血两虚证，以十全大补丸补气养血。服药半月后，上述症状明显改善，饮食正常，精神恢复，大便正常

患者产后气血亏虚，气虚则无力鼓动，血虚则脉道不充，液亏肠燥，故见濡细脉，主气血两亏之证，常以归脾汤、十全大补汤、八珍汤等治疗。

四、弱脉

【脉象特征】沉细而软，应指少力。

①脉位——轻触无明显脉搏搏动，中取搏动不明显，重取时可感觉脉搏搏动。

②脉形——脉宽小于正常，但脉长可及三部。

③脉势——软而无力。

【指感】位沉、形细、势软。如模式图 3-19 所示。

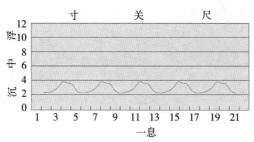

图 3-19　弱脉模式示意图

【脉理分析】脉为血之府，阴血亏少，不能充其脉管，故脉形细小；阳气衰少，无力推动血液运行，脉气不能外鼓，则脉位深沉，脉势软弱。

【临床意义】多见于阳气虚衰、气血俱虚。

弱脉常见于久病虚弱，阳气虚衰或气血俱衰之人。弱脉亦可见于风证，由于气虚而（或）精亏血少，或发热耗伤阴津引起肝风内动、血虚生风、阴虚风动、精亏风动，则血脉痉挛、紧束，故见脉沉细而弱。

注意：老人气血虚衰，多见弱脉，为自然衰老之象。年轻人多气血旺盛，反见弱脉，必有虚损之象。

【弱脉相关经典】

《濒湖脉学·弱》："弱脉，极软而沉细，按之乃得，举手无有。"

《脉理求真·弱脉》："弱则沉细软弱，举之如无，按之乃得，小弱分明。"

《诊家正眼·诊脉法象论》："弱脉细小，见于沉分，举之则无，按之乃得。"

《医学入门·诸脉主病》："弱脉精虚骨体酸。"

【濒湖脉学—体状诗】弱来无力按之柔，柔细而沉不见浮。阳陷入阴精血弱，白头犹可少年愁。

【语释】弱脉来时极其柔细无力，须用力重按到沉部才能摸着，在浮部是摸不到的。脉搏之所以这样柔弱，主要是由于阳气衰微，不能振奋，精血虚弱的结果。这种气血两虚的脉象，见之于老年人，犹可理解；若见之于青少年，便当引起警惕，查出原因。

【濒湖脉学—相类诗】见细脉。

【濒湖脉学—主病诗】弱脉阴虚阳气衰，恶寒发热骨筋痿。多惊多汗精神减，益气调营急早医。

【语释】弱脉多表示阴精虚损和阳气衰微。患者可能出现恶寒发热、骨节筋脉痿软无力等症状。此外，还可能出现多惊多汗、精神疲乏等症状。针对这种情况，应该尽早采取补益阳气、调养营血的方法进行治疗。

【病案分析】

某中年男子，烦渴引饮，小便量多，纳呆，皮枯肌瘦。以为阴虚火旺的消渴症，但屡用养阴生津之方无效。查其舌象不红不光，无易饥多食之象，而脉象沉细弱，尺脉尤甚，为肾阳虚衰之证，改用温肾法治疗，方用金匮肾气丸，改作汤剂，再加人参、鹿角胶、覆盆子等，10剂后，症状缓和而愈。

患者脉弱，尺部尤甚，主肾阳虚衰。肾气虚不能调摄水液，故溺多；肾阳虚不能蒸腾津液上承，故烦渴；肾火衰则脾运弱，故食少肌瘦而肤枯。故以金匮肾气丸温补肾阳，固其根本。《医学入门》云："沉弱阳虚多惊悸。"弱脉可分见于三部，左寸弱主心阳虚，多见惊悸、健忘。左关脉弱，主肝气不足，寒凝肝脉，多见少腹疼痛等症。右寸弱主肺气虚，多见气短自汗；右关脉弱，主脾胃衰弱，中阳不足，可见脘腹寒病、食少便溏等。两尺脉弱主真阳虚衰，下焦虚寒，或真阴不足，精血亏虚。

五、微脉

【脉象特征】极细极软，按之欲绝。

①脉数——节律不匀；至数不清。

②脉形——脉管极细极软；脉宽小于正常。

③脉势——脉搏搏动不清晰，极其微弱；重按起落不明显，似有似无。

【指感】脉形极细，脉势极软，轻取不见，重按不显。如模式图 3-20 所示。

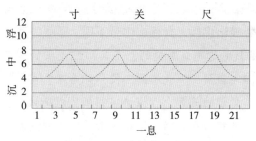

图 3-20　微脉模式示意图

【脉理分析】营血大虚，脉管失充则脉细；阳气衰微，鼓动无力则脉弱，按之欲绝，似有似无。

【临床意义】多见于气血大虚，阳气衰微。

若久病脉微，是正气将绝，气血衰微之兆；新病脉微，则是阳气暴脱之征，临床上多见于心肾阳衰及暴脱的患者，或久病元气大虚者。

【微脉相关经典】

《濒湖脉学·微》:"微脉,极细而软,按之如欲绝,若有若无。细而稍长。"

《脉经·平杂病脉》:"微则为虚,代散则死。"

《景岳全书·脉神章》:"微脉,纤细无神,柔软之极,是为阴脉。"

《脉确·微》:"微属阴阳虚弱候,恶寒发热汗霏霏,寸微衄血惊兼喘,关主中寒拘急泥。"

【濒湖脉学—体状相类诗】微脉轻微瀔瀔乎,按之欲绝有如无。微为阳弱细阴弱。细比于微略较粗。

【语释】微脉极其轻软无力,按之则感到欲绝似无。微脉在之下似有似无,模糊难辨;细脉则稍大一些,显而易见。微脉主阳气衰微,细脉则主营血虚少。

【濒湖脉学—主病诗】气血微兮脉亦微,恶寒发热汗淋漓。男为劳极诸虚候,女作崩中带下医。

【语释】凡是气血两虚的,尤其阳气虚少的人,必然要出现微脉。阳气虚弱,卫表不固,便多见恶寒、发热、汗出等表虚证。大凡男子的五劳、六极诸虚损证,以及妇女的崩漏、带下等病,脉象都往往见微,这就是由于气血两虚的缘故。

【病案分析】

张某,女,63岁。禀素胃纳欠佳,头晕倦怠腰酸。1980年9月16日夜突然前阴出血如注,其色鲜红,衣裤被染如水浸泡,昏迷不省。凌晨延余急诊,见四肢厥冷,面色萎黄,口唇淡白,双目闭合,掰开眼睑,眼珠不活,瞳子无神,时而呵欠,气微息弱,舌质淡白,苔少而白,脉微欲绝。证属血失阳脱,急宜回阳救脱。用西洋参6g(另煎冲服)、焦白术10g、干姜3g、附子6g、肉桂心3g(研末冲服)。下午5时血崩顿止,但仍淋漓而下，呼之能答，惟语音低沉，脉微而弱。照上方加熟地 15g、当归 10g。午夜神清，血崩已止，惟胸部烦闷，脉微而数，苔白微干。此乃阳气初回，阴精未复，宜滋阴养血，益气生津。用熟地 30g、枸杞 15g、西洋参 6g（另煎冲服）、黄精 30g、淮山药 15g、漂白术 10g、黄芪 15g、当归 10g。水煎服。第三天早晨诸症皆愈，进稀粥一小碗，苔淡白，脉缓。再进上方 2 剂，以巩固疗效。患者脾肾素虚，冲任失养，胞宫摄血无权而暴崩如注，气随血脱。故四肢厥冷，神昏不语，脉微欲绝等症参见。急用回阳救脱法，仿"四逆加人参汤"加减以回阳救脱。俟阳回后，则用养血滋阴，益气生津之法，俾气血双补，阴阳并调。

微脉多见于气血大虚或阳气衰微之人，宜大补气血或温阳益气。偏于气血大虚者，常表现为面色苍白、唇舌色淡、神疲乏力、少气懒言等，可选十全大补汤加减治疗；偏于阳气衰微者，常表现为畏寒怕冷，神疲嗜睡等，可选四逆汤加减治疗。

第六节　脉流利度异常

一、滑脉

【脉象特征】往来流利，应指圆滑。

①脉位——浮、中、沉取，皆可呈现滑利之脉。

②脉数——有脉率快于实际脉率感觉。

③脉势——指下有流利感，应指圆滑，脉搏搏动有回旋

115

前进的感觉。

【指感】应指圆滑，搏动流利，如盘走珠。如模式图 3-21 所示。

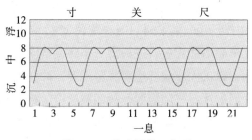

图 3-21 滑脉模式示意图

【脉理分析】痰湿留聚，食积饮停，邪气壅盛脉道，鼓动脉气，故脉见圆滑流利。火热之邪波及血分，血行加速，则脉来亦滑。

【临床意义】多见于痰湿、食积和实热等病证。亦是青壮年的常脉，妇女的孕脉。

滑脉属阳，主气分病，多见于痰湿、食积和实热等病证。若脉滑而沉实，为痰饮、食积；脉滑而数，为实热诸证。若为青壮之年，脉滑和缓，为常脉，属气血充实。若妇人停经，脉滑冲和，为妊娠，属聚血养胎。

【滑脉相关经典】

《濒湖脉学·滑》："滑脉往来前却，流利展转，替替然如珠之应指。漉漉如欲脱。"

《诊家枢要·脉阴阳类成》："滑，不涩也。往来流利，如盘走珠，不进不退，为血实气壅之候。"

《脉经·脉形状指下秘诀》："滑脉，往来前却流利，展转替替然，与数相似。"

《濒湖脉学·四言举要》："滑脉主痰，或伤于食，下为蓄血，上为吐逆。"

【濒湖脉学—体状相类诗】滑脉如珠替替然，往来流利却还前。莫将滑数为同类，数脉唯看至数间。

【语释】滑脉如同圆滑的珠子，往来前后持续不断地滚动。滑脉当与数脉加以区别。滑脉往来流利如珠，乃言其形状；数脉则是一息六至，乃言其至数。

【濒湖脉学—主病诗】滑脉为阳元气衰，痰生百病食生灾。上为吐送下蓄血，女脉调时定有胎。

【语释】滑脉为阳气有余的脉象，但亦有元气衰少，不能持肝肾之火、以致血分有热而脉见滑者。因痰而致生诸疾者，或因饮食停滞而发生诸病者，或上逆而为呕吐，或下焦瘀血者，亦都可出现滑脉。妇女在婚后月经停止而无病的情况下，见到滑脉，多是受孕的喜脉。

【病案分析】

金元岩文学，下午发热，痢下红多白少，一日夜七十余度，后重下坠，饮食不思。左脉细数，右脉滑，此阴虚之候。询知二日前曾梦遗，续得痢疾，阴虚明矣。但滑脉，主食积。法当先补后攻。乃与小建中汤一帖，白芍药三钱，桂枝七分，粉草、酒连、酒芩各八分，当归一钱，槟榔五分，水煎饮之。夜半复诊，脉稍克指。改与枳壳三钱，桃仁一钱，当归四钱，煎熟，吞木香槟榔丸一钱五分。至天明大便泻三次，则见粪矣。次日午进饭，又食火肉，随即大便频，并后重如前。与山楂枳术丸一服不效。再为诊之，六部皆虚软无力，独右关滑，此进肉饭太早，脾弱不能消磨，宜健脾气兼为升举。人参、黄芪各二钱，白术一钱，升麻三钱，防风、藿香、炮姜、粉草各五分，白芍药一钱半，茯苓八分。连进两贴，痢减而后重宽。因食狗肉过多，复伤脾气。前方加砂仁、山楂，调理痊愈。

《濒湖脉学》云："寸滑膈痰生呕吐，吞酸舌强或咳嗽。当关宿食肝脾热，渴痢（疒颓）淋看尺部。"寸脉滑多见咳嗽、吐酸中上焦病症，关脉滑多因宿食停留，或肝脾经有热，尺部脉滑多见痢疾、癃闭下焦病症。结合此医案，患者阴虚明矣，脉滑主食积，故予先补后攻，又食火肉过多、过早，复伤脾气，其六部皆虚唯右关脉滑，往往为脾经热盛，元气不能统摄阴火，气血痰食郁而化火，元气浮越也。

二、动脉

【脉象特征】 滑数且短，关脉明显。

①脉数——每分钟脉搏搏动在 91~120 次；脉律规整，无间歇。

②脉形——切脉时寸、尺不显，关部明显；脉宽近似正常。

③脉势——指下滑数如珠；脉势有力。

【指感】 脉形如豆，滑数有力，关部尤显。如模式图 3-22 所示。

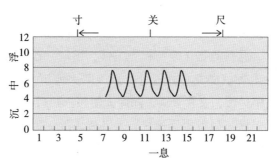

图 3-22 动脉模式示意图

【脉理分析】 惊则气乱，痛则气结，阴阳不和，气血阻滞。故因惊、因痛致使阴阳相搏，气血运行乖乱，脉行躁动不安，则出现滑数而短的动脉。

【临床意义】常见于惊恐、疼痛。

动脉脉短如豆，滑数有力，是阴阳之气相搏的表现。若阴胜于阳，则寸脉动；若阳胜于阴，则尺脉动；若痰浊蕴热，阻滞于中焦，则关脉动。

动脉也可见于阳气浮越者。《濒湖脉学》云："动乃数脉见于关，上下无头尾，如豆大，厥厥动摇。"动脉无头无尾，根本动摇，浮取似滑似数，沉取则短暂不稳，似有摇晃，为真阳虚脱之征。

【动脉相关经典】

《濒湖脉学》："动乃数脉见于关，上下无头尾，如豆大，动摇。"

《诊家枢要·脉阴阳类成》："动，其状如大豆，厥厥摇动，寻之有，举之无，不往不来不离其处，多于关部见之。"

《脉经·脉形状指下秘诀》："动脉，见于关上，无头尾，大如豆，厥厥然动摇。"

《濒湖脉学·四言举要》："数见关中，动脉可候，厥厥动摇，状如小豆。"

【濒湖脉学—体状相类诗】动脉摇摇数在关，无头无尾豆形团。其原本是阴阳搏，虚者摇分胜者安。

【语释】动脉摇摇而动，乃数脉见于关部，像无头无尾的圆形豆粒一样。动脉本是阴阳相互搏击所致，往往虚的一方脉气动摇，胜的一方脉气安定。此即所谓动随虚见，阳虚则阳动，阴虚则阴动。

【濒湖脉学—主病诗】动脉专司痛与惊，汗因阳动热因阴。或为泄痢拘挛病，男子亡精女子崩。

【语释】动脉主要见于痛证和惊证。但阳不胜阴的汗出，阴不胜阳的发热，脾胃不和、寒热错杂的腹泻，脏腑传化失常、气血相干的痢疾，阴寒邪盛、经气受伤的经脉拘挛，阴虚阳扰的男子亡精、女子血崩等证，也可见到动脉。

【病案分析】

丁甘仁诊治一病人，操烦谋虑，劳伤乎肝，肝无血养，虚气不归，脘痛喜按，惊悸少寐，脉动。今仿《金匮》肝虚之病，补用酸，助用焦苦，益甘药调之，服之病缓。

动脉兼滑数者，多为痰浊蕴热互阻，治当清化痰浊；动脉兼滑而沉取有力者，属痰浊蕴热，治当清化痰浊，沉取无力多为痰浊蕴阻，气分虚弱，治当益气补心安神；动脉兼细弱，属正气过衰，治当补正；动脉兼细弦滑动脉数者，属阴虚血少，郁热上亢；动脉兼濡者，属妊娠气分不足，或气虚湿痰中阻；动脉兼虚，沉取弱而无力者，属中虚停痰或阳虚妊娠。

三、涩脉

【脉象特征】 细迟不畅，律、力不匀。

①脉数——脉率有慢感（每分钟约 70 次）；脉律不齐（脉率差＞每 5 秒 1 次）。

②脉形——脉体较细。

③脉势——脉来涩滞不畅，脉搏起伏徐缓；脉搏力量不均匀。

【指感】 形细来迟，往来不畅，律、力不匀，如轻刀刮竹。如模式图 3-23 所示。

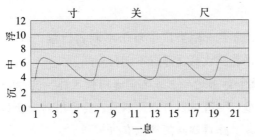

图 3-23　涩脉模式示意图

【脉理分析】气滞、血瘀、痰浊、宿食等邪气内停，阻滞脉道，气机不畅，血行壅滞；或精血亏少，津液耗伤，不能充养脉道，久而脉失濡润，气血运行不畅，以致脉气往来艰涩。

【临床意义】多见于气滞、血瘀、痰食内停和精伤、血少。

　脉涩而有力者，为实证，多见于气滞、血瘀、痰浊、宿食等邪气内停者。脉涩而无力者，为虚证，多见于精亏血少、津液耗伤者。

【涩脉相关经典】

《濒湖脉学》："涩脉细而迟，往来难，短且散，或一止复来。参伍不调。如轻刀刮竹。如雨沾沙。如病蚕食叶。"

《诊家枢要·脉阴阳类成》："涩，不滑也。虚细而迟，往来难，三五不调。"

《脉经·脉形状指下秘诀》："涩脉，细而迟，往来难且散，或一止复来。"

《濒湖脉学·四言举要》："涩脉少血，或中寒湿，反胃结肠，自汗厥逆。"

【濒湖脉学一体状诗】细迟短涩往来难，散止依稀应指间，如雨沾沙容易散，病蚕食叶慢而艰。

【语释】涩脉细迟短滞，往来艰难，指下似乎像散脉，又像歇止脉，有如雨水沾沙一样容易散失，又如病蚕食桑叶一般缓慢艰难。

【濒湖脉学—相类诗】参伍不调名曰涩，轻刀刮竹短而难。微似秒芒微软甚，浮沉不别有无间。

【语释】脉来迟滞三五不调者叫做涩脉，其脉如轻刀刮竹一样短滞难行。微脉则与涩脉不同，其脉微弱细软如禾芒。无论轻取重按，脉搏都细微得似有似无。

【濒湖脉学—主病诗】涩缘血少或伤精，反胃亡阳汗雨淋，寒湿入营为血痹，女人非孕即无经。

【语释】涩脉主要见于血少或精伤之病。反胃呕吐，大汗亡阳，以致阴津耗失，血脉不得畅行；或血痹之病，寒湿入于营血，脉道阻滞难通等病证，亦可见到涩脉。至于妇女见有此脉，若是怀孕，则为血不养胎；若无怀孕，即为血枯经闭之象。

【病案分析】

某女，65岁，阵发房颤14年。于2006年1月末转为持续性房颤，心电图示：心房颤动。现自觉心悸，气短，乏力，多梦，纳可，二便调。舌质暗红，苔白，脉细涩。西医诊断：心律失常 心房颤动。中医诊断：心悸。辨证：阴津亏虚证。予自拟滋养温化调脉汤：太子参30g、麦冬15g、五味子10g、沙参30g、白芍15g、当归10g、丹参30g、川芎15g、香附10g、香橼10g、佛手10g、羌活15g、生鹿角10g、炒枣仁30g、夜交藤30g。服药两周后上述症状减轻，其余同前。予前方去炒枣仁、夜交藤，服药1月后，上述症状未再复发。

涩脉为不畅之脉，细迟不畅，律力不匀，涩而有力主气滞血瘀，涩而无力主精亏血少，常因津血亏少，脉道枯涸，失于濡养，血行无力所致。治宜滋阴养血，常用药物为白芍、丹参、五味子、麦冬等药物，使心之阴血得养，血行得以通畅。

第七节　脉紧张度异常

一、弦脉

【脉象特征】端直以长，如按琴弦。

①脉位——浮、中、沉三候均可见弦脉，但以中、沉取多见。

②脉形——脉长及三部，甚至超过三部；脉宽一般正常。

③脉势——脉管紧张度较高，如按琴弦；脉搏挺然指下，直起直落。

【指感】轻则如按琴弦，重则如按弓弦，一息四至，三部有脉。如模式图 3-24 所示。

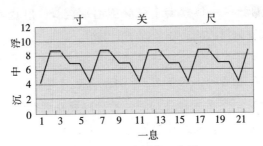

图 3-24　弦脉模式示意图

【脉理分析】寒热诸邪、痰饮内停、情志不遂、虚实疼痛等使肝失疏泄，气机郁滞，气血运行不畅，经脉拘急，脉管弹性降低，致脉象紧张有力，挺然指下，故脉来强硬而为弦。

【临床意义】见于肝胆病、疼痛、痰饮等，或为胃气衰败者。亦见于老年健康者。

脉弦而紧，为寒郁肝脉证。若脉弦而数，多肝火上炎。痰饮内积者，为脉弦滑；肝气犯脾者，为脉弦缓；肝肾阴虚者，为脉弦细。若脉弦如刀刃，则为胃气衰败。

注意：弦脉在时应春，春季平人脉象多稍弦，此为春季平脉；老年人脉象多弦硬，因其随年龄增长，脉象失其柔和之性而变弦，属于生理性退化表现。

【弦脉相关经典】

《濒湖脉学·弦》："弦脉，端直以长。如张弓弦。按之不移，绰绰如按琴瑟弦。状若筝弦。从中直过，挺然指下。"

《脉经·脉阴阳类成》："弦，按之不移。举之应手端直如弓弦。"

《金匮要略·痉湿暍病脉证治》："夫痉脉，按之紧如弦，直上下行。"

《素问·平人气象论》："病肝脉来，盈实而滑，如循长竿，曰肝病。死肝脉来，急益劲，如新张弓弦，曰肝死。"

【濒湖脉学—体状诗】弦脉迢迢端直长，肝经木旺土应伤。怒气满胸常欲叫，翳蒙瞳子泪淋浪。

【语释】弦脉像琴弦一样两头长而直。而肝属木，脾属土，当肝气旺盛时，木旺克土，可能导致脾胃受伤。因此，当出现弦脉时，预示着肝气郁结，患者可能感到胸中充满怒气，情绪容易激动，甚至经常想要大叫一声来宣泄情绪，同时可能出现两眼生翳、迎风流泪等症状。

【濒湖脉学—相类诗】弦来端直似丝弦，紧则如绳左右弹。紧言其力弦言象，牢脉弦长沉伏间。

【语释】弦脉的脉象是长而挺直，像摸着琴上的丝弦一般，具有挺直、坚韧的特性。紧脉紧张有力，像被绳子左右绞紧一样，更强调其力量特点，而弦脉更强调其长而挺直的形象。牢脉的脉象是弦长而深藏不露，需要在沉伏之间才能找到，具有深藏不露的特点。

【濒湖脉学—主病诗】弦应东方肝胆经，饮痰寒热疟缠身。浮沉迟数须分别，大小单双有重轻。

【语释】弦脉在五行中对应木，五方中对应东方，而肝胆属木，因此弦脉与肝胆功能相关。弦脉可能提示有痰饮、疟疾等病变。在诊断时，需要分别浮脉、沉脉、迟脉和数脉，并注意脉象的大小、单双和重轻。例如：支饮（症见咳嗽、喘息、气短、浮肿）脉见浮弦，悬饮（症见咳嗽、胸胁痛、胁下有蓄水）脉多沉弦；热盛脉来弦数，寒盛脉来弦迟；虚证脉多弦大，拘急（手足拘挛强直不能伸屈）脉见弦小；饮癖（症见口吐涎沫清水、胁腹有积块、嗳酸、嘈杂、胁痛、饮食减退）常见单手脉弦，寒疝（症见腹痛、泄泻、寒气上冲、手足逆冷、疝痛等）常见双手脉弦；病轻脉来弦软，病重脉来弦硬。

【病案分析】

曹某，女，40岁，主诉为右肩臂疼痛2年多，抬举困难。西医诊断为肩关节周围炎，病人先以西药、理疗治之不效，后以按摩、针灸，以及具有祛风散寒，活血通络，补气养血之方药仍无功。朱进忠医生细审其证，发现病人兼见头晕头痛，失眠健忘，心烦心悸，舌苔薄白，脉弦紧而涩。综合脉证，思之肩臂疼痛拘急难抬者，此为筋之病；筋者，肝之所主，且脉见弦，弦脉，肝之脉；紧者，寒脉；涩者，滞脉。合而论之，朱氏辨为肝郁气结，寒滞肝脉。治以疏肝理气，温经除湿。处方：柴胡、半夏、党参、甘草、桂枝、茯苓、黄芩各10g，生姜3片，大枣5枚，熟军3g，龙骨、牡蛎各15g。服药4剂，上述症状减轻，续服10剂而愈。

弦脉常以相兼脉出现，弦兼虚，按之濡缓，沉取虚弱者，当以养血益气为主；弦兼紧而按之不足，举之有余，沉取仍为有力者，此为表证，当辛温发汗，使邪随汗解；弦兼细，按之数，沉取滑实者，当以泄热为治；弦兼细，按之濡滑，沉取虚软者，当益气养血；弦兼数，按之滑实，沉取细弦有力者，当泄肝热，化痰浊，养阴血等。

二、紧脉

【脉象特征】脉来绷急弹指，状如牵绳转索。

①脉形——脉长逾于三部；脉宽一般正常；脉管与周围组织截然分明。

②脉势——脉管紧束绷急，如按转索；脉搏有平直感与跳动感。

【指感】脉势有力，绷急紧束，如转索无常。如模式图3-25所示。

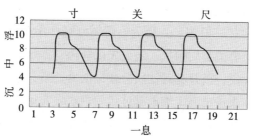

图3-25 紧脉模式示意图

【脉理分析】寒邪侵袭机体，困遏阳气；或疼痛时，气血失和；或食积时，食物积滞于胃肠，气血运行受阻，致脉道收缩紧束而拘急，气血凝滞而表现为紧脉。

【临床意义】多见于实寒证、痛证、食积等。

若脉浮紧，见于风寒外束，表寒证；若脉沉紧，见于因寒作痛；若在关脉见紧滑而实者，多为宿食；尺部见紧者多为寒疝，必见少腹痛等病症。紧脉亦可见于热结阻滞，如《伤寒论》"伤寒六七日，结胸热实，脉沉而紧，心下痛，按之石硬者，大陷胸汤主之。"

此外，紧脉还可能提示阳气衰微或阳气内脱。当阳气衰微时，脉象无神而紧张有力；当阳气内脱时，脉象无根而紧张有力。

注意：紧脉并非一定代表疾病。在某些情况下，如老年健康者或体质较强壮的人，也可能出现紧脉。

【紧脉相关经典】

《濒湖脉学·紧》："诸紧为寒为痛，人迎紧盛伤于寒气口紧盛伤于食，尺紧痛居其腹。"

《诊家枢要·脉阴阳类成》："紧，有力而不缓也。其来劲急，按之长，举之若牵绳转索之状。"

《金匮要略·腹满寒疝宿食病脉证》："脉紧如转索无常者，宿食也。"

《千斤翼方·诊脉大意》："按之短实而数，有似切绳状，名曰紧。"

【濒湖脉学—体状诗】举如转索切如绳，脉象因之得紧名。总是寒邪来作寇，内为腹痛外身疼。

【语释】紧脉就像转动着的索子，又像绷紧的绳索，因此得名紧脉。这是寒邪入侵的表现，内受寒邪则腹痛，外受寒邪则身体疼痛。

【濒湖脉学—相类诗】

见弦脉。

【濒湖脉学—主病诗】紧为诸痛主于寒，喘咳风痫吐冷痰。浮紧表寒须发越，紧沉温散自然安。

【语释】凡是寒邪太盛而引起的疼痛诸症，脉搏多见"紧"

象。另外，肺有寒邪而病喘咳，肝因寒郁而病风痛，脾受寒邪而吐冷痰等症，都可以见到紧脉。紧脉的浮沉分别表示表寒和里寒，需要根据病情选择相应的治疗方式，如果寒邪在表，脉多见浮紧，需要用辛温方药以发散寒邪；如果寒邪在里，脉多见沉紧，可用辛热方药以温散里寒。

【病案分析】

清·王士雄所选辑的《王孟英医学全书·古今医案按选·卷四血证》中曾载张景岳一医案。倪孝廉，素以攻苦，思虑伤脾，时有呕吐之证，过劳即发。一日于暑末时，因连日往来应酬，致劳心脾，遂上为吐血，下为泄血，颜色或紫或红。有医者认为此以心脾之火加暑令之火，二火叠加所致，遂与犀角、地黄、童便、知母之属，但仅服两剂药，病人其吐愈甚，脉益紧数，形势危急。于是延请张景岳前往诊视，张氏乃以人参、熟地、干姜、甘草四味，大剂与之。初服毫不为动，次服觉呕恶少止，而脉中微有生意。乃复加附子、炮姜各二钱，人参、熟地各一两，白术四钱，炙甘草一钱，茯苓二钱，及至黄昏与服，后睡至四更，再服一剂，而呕止血亦止，后用此方巩固数日，病告痊愈。

前医拘泥于发病正值暑令当时，因而误诊为心脾之火迫血妄行，而忽略其脉紧数，亦存在虚证之可能。病患连日往来应酬，致劳心脾，实因劳倦伤脾，以致于脾胃阳虚，气不摄血，血不循于常道，因而上为吐血，下为泄血。前医权当二火，而用寒凉，更加损伤脾胃阳气，最终将至亡阳之虞。

第八节　脉力异常

一、虚脉

【脉象特征】举之无力，按之虚软。

①脉形——脉宽可大于正常或小于正常；脉长可及三部。

②脉势——三部脉应指无力，按之空虚，感觉脉搏无力。

【指感】三部脉举之无力，按之空豁，应指松软。如模式图 3-26 所示。

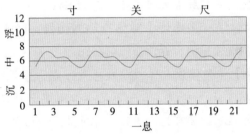

图 3-26　虚脉模式示意图

【脉理分析】气虚无力推动血行，血虚不能充盈脉管，故脉来无力；气虚不敛则脉管松弛，故按之空豁。

【临床意义】多见于虚证（多为气血两虚）。

若脉软而无力，见于气虚证；若脉细而无力，见于血虚证；若脉数而无力见于阴虚证；若脉迟而无力见于阳虚；若脉虚而兼浮见于表虚自汗；若脉虚而兼沉见于里虚多泄。

注意：虚脉可见于高龄之人，但应柔和有根，则为不病之脉。

【虚脉相关经典】

《濒湖脉学·虚》："虚脉，迟大而软，按之不足，隐指豁豁然空。"

《脉诀汇辨·虚脉》："虚合四形，浮大迟软，及乎寻按，几不可见。"

《脉经·脉形状指下秘诀》："迟大而软，按之不足，隐指豁豁然空。"

【濒湖脉学—体状相类诗】举之迟大按之松，脉状无涯类谷空。莫把芤虚为一例，芤来浮大似慈葱。

【语释】虚脉是轻手按之，感觉脉迟而大；用力按它，便感觉松软无力，没有明显的边界，类似于谷空的形状。不能将虚脉和芤脉混淆在一起，芤脉的脉象是浮大之中，却似慈葱那样边实中空。而虚脉浮大而迟缓，愈加重按，愈是软弱无力。

【濒湖脉学—主病诗】脉虚身热为伤暑，自汗怔忡惊悸多。发热阴虚须早治，养营益气莫蹉跎。

【语释】暑邪侵袭人体，导致正气亏损，出现脉象虚浮、身热的症状。正气亏损、心气不足、心血虚少引起自汗、怔忡、惊悸等症状，亦可见到虚脉。外感暑热，元气先伤而见虚脉，当益气以清暑；阴虚于内的发热，因阴不足以养阳，宜养阴以退热。总之，血虚当养营，气虚宜益气，就不会有差池。

【病案分析】

康某，女，48岁。2004年7月13日初诊：风心病。1992年行瓣膜修复。今年余又觉不适，心慌，活动喘，心下满，精力不济，多睡，下肢肿（++），会阴亦肿，下肢凉，腰痛。脉弦，按之不足，叁伍不调。颈静脉怒张。舌红，根苔白稍浮。予桂枝龙骨牡蛎汤与百合地黄汤加减，一月后阴部及下肢肿胀消失，脉弦按之虚，两寸沉无力，偶结，约4次/分，脉已匀，无刃感。舌嫩红，苔中薄黄。予上方加沙参 15g、炮附子 12g、泽兰 12g，服用至 2004 年 11 月 26 日，无所苦，未再诊。

虚脉脉势软弱，三部九候皆无力，脉体中空不足，重按便全然无力，豁然空虚。其中气虚者脉虚弱无力，血虚者脉虚细无力，阳虚者脉虚迟无力，阴虚者脉虚数无力。该患者脉按之不足，多因正气将溃败，心无所倚，导致脉慌乱，叁伍不调。证属阴阳两虚，胃气将败，真气外泄。依其脉所示，证已危笃，治法当缓补，不可骤补，恐正气极虚，药力难运。故常予桂枝汤，以求辛甘扶阳，酸甘化阴，调补阴阳，收敛真气则痊愈。

二、实脉

【脉象特征】举按有力，应指充盛。

①脉位——寸、关、尺均有明显脉搏搏动。

②脉形——脉体较之平脉宽大。

③脉势——切脉时浮取、中取、沉取皆有力，其势来去皆盛。

【指感】三部举按有力，形大脉长，来去皆盛。如模式图 3-27 所示。

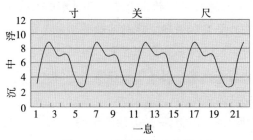

图 3-27　实脉模式示意图

【脉理分析】邪气亢盛而正气未衰，邪正剧争，气血壅盛，脉道坚实，故脉来充盛有力。

【临床意义】见于实证，亦见于正常人。

临床中实脉常与浮、缓、大、紧、滑、洪、数等脉相兼。若脉实而浮数，为实热证、表实证；脉实而沉迟，为实寒证、里实证；脉实而滑，为痰、饮、水、食停聚；脉实而弦，则为气机郁滞。此外，实脉也见于正常人，但必兼和缓之象，且无病证表现。一般两手六脉均实大，称为六阳脉，是气血旺盛的表现。

注意：若为久病虚证见实脉，是脉证相反的反常脉象。久病之人，正气虚衰，脉当虚弱，若脉反实，是邪气盛，正虚邪盛，为孤阳外脱先兆。

【实脉相关经典】

《濒湖脉学·实》："实脉，浮沉皆得，脉大而长微弦，应指愊愊然。"

《伤寒论·辨阳明病脉证并治》："病人烦热，汗出则解，又如疟状，日晡所发热者，属阳明也，脉实者，宜下之。"

《外科精义·论脉证名状二十六种》："实脉之诊，按举有力而类结，曰实。"

【濒湖脉学—体状诗】浮沉皆得大而长，应指无虚逼逼强。热蕴三焦成壮火，通肠发汗始安康。

【语释】实脉的形状较大且长，不论轻按还是重按，都能感受到脉象的坚实和强劲。这种实脉的出现是由于三焦的邪热积聚过甚所导致的。如果热邪在表，可通过辛凉发汗的方法来解热；如果热邪在里，则可使用苦寒泻下的方法来清热。邪去正安，才能恢复健康。

【濒湖脉学—相类诗】实脉浮沉有力强，紧如弹索转无常。须知牢脉帮筋骨，实大微弦更带长。

【语释】实脉的搏动无论在浮部还是沉部都是强劲有力的，与紧脉和牢脉有明显的区别。紧脉的主要特征是脉来紧急，像绞转绳索一样，有频繁地左右弹动的感觉，而实脉没有这种情况。牢脉虽然也是实大微弦而长，但它仅在筋骨之间的沉部出现，不会像实脉那样出现在浮部。

【濒湖脉学—主病诗】实脉为阳火郁成，发狂谵语吐频频。或为阳毒或伤食，大便不通或气疼。

【语释】实脉的出现通常是由于阳热邪盛、郁积不散的病变造成的。因此，在临床上，如果出现发狂、谵语、呕吐、阳毒、伤食、便秘、气痛等症状，只要是由于热邪郁积所致，一般都可以见到实脉。

【病案分析】

陈某，女，22岁，因"停经45天"来医院就诊。患者平素月经周期正常，现腹部胀满，无痛，无腰酸，乏力感，食纳可，无特殊不适症状，测尿HCG（－）。舌质红，苔白腻，脉沉实有力，略滑。予益母草30g、制香附15g、王不留行15g、鸡血藤15g、川芎15g、路路通15g。患者诉服药1贴后月经即来，伴少腹胀痛，故改药为：生地黄9g、知母12g、黄柏9g、当归9g、枸杞子12g、麦门冬12g、丹参12g、川楝子12g、延胡索12g、炙甘草3g、黄精12g、白芍药12g。服药后患者经期正常。

实脉的脉象特点为举按有力，应指充实，一切有力脉的总称，表现寸关尺三部、浮中沉三候均有力。若邪气亢盛，正气不虚，正邪相搏，则气血壅盛，脉来应指强劲有力。结合该患者的四诊信息及脉象分析，辨为气滞血瘀证，治宜活血行滞，重用活血通络之药使瘀血得下，再培元固本以恢复月经周期。

第四章 脉象鉴别及常见相兼脉

脉象鉴别和常见相兼脉的学习有助于提高中医诊断的准确性。《濒湖脉学》对二十七部脉进行分类并对相兼脉及其临床意义进行了总结。本章内容在《濒湖脉学》基础上融入现代中医认识，对相关内容进行补充完善，有利于提高读者临床诊疗水平。

第一节　脉象鉴别

在《濒湖脉学》二十七部脉中，有些脉象很相似，容易混淆不清。正如王叔和在《脉经·序》中所云："脉理精微，其体难辨……在心易了，指下难明。"因此，必须注意相似脉的鉴别。

一、比类法鉴别

比类法可从两方面着手：一是归类，或称分纲，即将相似的脉象归为一类；二是辨异，即分析相似脉象的区别。

（一）归类

由于脉象复杂多样，而且许多脉象相似，难以掌握和记忆。因此，《濒湖脉学》将二十七种脉象提炼为浮、沉、迟、数四纲脉，并辨别其相类脉及长短脉，以提纲挈领，执简驭繁。

（1）浮脉相类脉

【濒湖脉学】浮脉法天，轻手可得。汎汎在上，如水漂木。有力洪大，来盛去悠。无力虚大，迟而且柔。虚甚则散，涣漫不收。有边无中，其名曰芤。浮小为濡，绵浮水面。濡甚则微，不任寻按……浮大虚散，或见芤革，浮小濡微。

【语释】浮脉如天阳之气在上，轻取即可触及，如水中漂木，泛泛在上。在浮脉类中还兼见其他脉象。若浮而有力，来盛去衰则为洪脉；浮迟无力，脉体虽大但脉势柔软的为虚脉；

较虚脉散漫无根，重按则无者为散脉；浮大中空，如按葱管者为芤脉；浮而细小，软绵无力者为濡脉；比濡脉更加细软无力，中取沉取难见的为微脉……脉象浮大见于虚脉或散脉，有的为芤脉和革脉；脉象浮小的见于濡脉、微脉。

（2）沉脉相类脉

【濒湖脉学】沉脉法地，近于筋骨。深深在下，沉极为伏。有力为牢，实大弦长。牢甚则实，惆惆而强。无力为弱，柔小如绵。弱甚则细，如蛛丝然……沉小细弱。

【语释】沉脉如大地在下，指下推筋著骨始得。在沉脉类还可兼见其他脉象。比沉脉更沉，甚则深伏不见者为伏脉；沉而有力，坚牢不移，长大而弦的为牢脉；比牢脉更为坚实有力的为实脉；沉而无力，细小软弱如绵者为弱脉；比弱脉更为细小无力，有如蛛丝的为细脉……脉象沉小的为细脉、弱脉。

（3）迟脉相类脉

【濒湖脉学】迟脉属阴，一息三至。小駃于迟，缓不及四。二损一败，病不可治。两息夺精，脉已无气……迟细为涩，往来极难。易散一止，止而复还。结则来缓，止而复来。代则来缓，止不能回。

【语释】迟脉属阴脉，一息只有三至。迟脉类中还兼有其他脉象。比迟脉略快，一息刚够四至的为缓脉；一息只有二至甚或一至的，分别称之为"损脉"和"败脉"，主病重难医；而脉跳两息才有一至的为"夺精脉"，预示正气将绝……若脉来迟细艰涩，时或一止的为涩脉。若脉来迟缓，时有一止，止无定数的为结脉；若脉来迟缓，时有一止，止有定数，良久复跳的为代脉。

（4）数脉相类脉

【濒湖脉学】数脉属阳，六至一息，七疾八极，九至为脱。**浮大者洪，沉大牢实。往来流利，是谓之滑。有力为紧，弹如转索。数见寸口，有止为促。数见关中，动脉可候。厥厥动摇，状如小豆。**

【语释】数脉为阳脉，一息六至。数脉类还兼有其他脉象。一息七至、八至的分称为"疾脉"和"极脉"；一息九至的为"脱脉"。浮大者为洪脉，沉大者见于牢脉、实脉。往来流利，应指圆滑者为滑脉；脉来绷急有力，如牵绳转索，左右弹动者为紧脉；数脉见于寸口，时有一止，止无定数的称为促脉；数脉见于关部，脉形短小如豆，急促搏动的为动脉。

（5）长短脉

【**濒湖脉学**】**长则气治，过于本位。长而端直，弦脉应指。短则气病，不能满部，不见于关，惟尺寸候。**

【语释】长脉脉体超过寸部、尺部，可视为常脉。端直以长，如按琴弦，则为弦脉。脉体短小，不能满于寸部、尺部，是为短脉，为气血虚损之象。

现代中医认为，各类病脉皆是在邪正斗争中形成的，辨证以表里、寒热、虚实为纲，脉象则有浮、沉、迟、数、虚、实相应。因此，按照浮、沉、迟、数、虚、实六个纲脉对脉象进行分类比较。临床常见病脉的脉象和主病归类见表4-1。

表4-1　常见病脉归类简表

脉纲	共同特点	脉名	脉象	主病
浮脉类	轻取即得	浮	举之有余，按之不足	表证，亦见于虚阳浮越证
		洪	脉体阔大，充实有力，来盛去衰	热盛
		濡	浮细无力而软	虚证，湿困
		散	浮取散漫而无根，伴至数或脉力不匀	元气离散，脏气将绝

脉纲	共同特点	脉名	脉象	主病
浮脉类	轻取即得	芤	浮大中空，如按葱管	失血，伤阴之际
		革	浮而搏指，中空边坚	亡血、失精、半产、崩漏
沉脉类	重按始得	沉	轻取不应，重按始得	里证
		伏	重按推至筋骨始得	邪闭、厥证、痛极
		牢	沉按实大弦长	阴寒内积、疝气、癥积
		弱	沉细无力而软	阳气虚衰、气血俱虚
迟脉类	一息不足四至	迟	一息不足四至	寒证，亦见于邪热积聚
		缓	一息四至，脉来怠缓	湿病，脾胃虚弱，亦见于平人
		涩	往来艰涩，迟滞不畅	精伤、血少、气滞、血瘀、痰食内停
		结	迟而时一止，止无定数	阴盛气结，寒痰瘀血，气血虚衰
数脉类	一息五至以上	数	一息五至以上，不足七至	热证，亦主里虚证
		疾	脉来疾急，一息七八至	阳极阴竭，元气欲脱
		动	脉短如豆，滑数有力	疼痛、惊恐
		促	数而时一止，止无定数	阳热亢盛，瘀滞、痰食停积，脏气衰败
虚脉类	应指无力	虚	举按无力，应指松软	气血两虚
		细	脉细如线，应指明显	气血俱虚，湿证
		微	极细极软，似有似无	气血大虚，阳气暴脱
		代	迟而中止，止有定数	脏气衰微，疼痛、惊恐、跌仆损伤
		短	首尾俱短，不及本部	有力主气郁，无力主气损

脉纲	共同特点	脉名	脉象	主病
实脉类	应指有力	实	举按充实有力	实证，平人
		滑	往来流利，应指圆滑	痰湿、食积、实热，青壮年，孕妇
		弦	端直以长，如按琴弦	肝胆病、疼痛、痰饮等，老年健康者
		紧	绷急弹指，状如转索	实寒证、疼痛、宿食
		长	首尾端直，超过本位	阳气有余，阳证、热证、实证，平人
		大	脉体宽大，无汹涌之势	健康人，病进

（二）辨异

在了解同类脉象相似特征的基础上，再将不同之处进行比较而予以区别，这就是脉象的辨异。这样比较鉴别，更易于掌握，也便于诊察。

浮脉、濡脉、芤脉、革脉、散脉：五种脉象的脉位皆表浅，轻取即可感知。其中，浮脉的特点为举之有余，重按稍减而不空，脉形适中；芤脉浮大而无力，中间独空，犹如按葱管；濡脉浮细无力且柔软，重按似无；革脉表现为浮取弦大搏指，外急中空，如按鼓皮；散脉则是浮而无根，至数不齐，脉力不均。

沉脉、伏脉、牢脉、弱脉：四种脉象的脉位均位于皮下深层，轻取不应。沉脉需重按方可得；伏脉较沉脉更深，需推筋着骨方能显现，甚至伏而不见；牢脉沉取实大弦长，坚牢不易变动；弱脉则沉而细软，搏动乏力，需按之方可感知。

迟脉、缓脉、结脉：三者脉率均一息小于五至。其中，迟脉一息不足四至；缓脉虽一息四至，但脉来怠缓无力；结脉则脉率不及四至，且有不规则的歇止。

数脉、滑脉、促脉：数脉与促脉的共同特点是脉率均快于正常脉象。然而，数脉一息五至以上，不足七至；促脉不仅脉率每息在五至以上，且有不规则的歇止；滑脉则仅指脉势往来流利，应指圆滑，不受脉率限定，可似数但实际并不数。

细脉、微脉、弱脉、濡脉：这四种脉象均表现为脉形细小且脉势软弱无力。细脉形态如线，清晰可辨；微脉极软极细，按之似有似无，起落模糊；弱脉沉而细软，搏动无力；濡脉则浮细而无力，与弱脉相反，轻取即可得，重按反而不明显。

弦脉、紧脉、长脉：弦脉与紧脉均表现为脉气紧张，但弦脉如按琴弦之上，无绷急之势；紧脉端直绷急，弹指如牵绳转索，其力度较弦脉更强，更紧急。弦脉与长脉相似，长脉首尾端直，过于本位，如循长杆，但长而不急；弦脉端直且长，脉气紧张，指下如按琴弦。

实脉、洪脉：二者在脉势上都充实有力。实脉应指有力，举按皆然，来去俱盛；洪脉则浮而有力，状若波涛汹涌，盛大满指，来盛去衰。

短脉、动脉：二者在脉搏搏动范围上都较小，仅关部明显。短脉常兼迟涩；动脉其形如豆，常兼滑数有力之象。

结脉、代脉、促脉：三者均属有歇止的脉象。促脉为脉数而中止，结脉为脉缓而中止，二者歇止均不规则；代脉则是脉来一止，其歇止有规律，且歇止时间较长。

二、对举法鉴别

对举法就是把两种相反的脉象对比而加以鉴别的方法。

举例如下：

浮脉与沉脉：分别为脉位浅深不同的两种脉象。浮脉表浅，轻触即得，重按反减弱，"如水漂木"；沉脉脉位深沉，轻取不应，重按始得，"如水投石"。

迟脉和数脉：分别为脉率慢快相反的两种脉象。迟脉相较于平脉，脉率较慢，每息不足四至；数脉相较于平脉，脉率较快，每息五至以上不足七至。

虚脉与实脉：分别为脉搏气势相反的两种脉象。虚脉三部脉举按均无力；实脉三部脉举按皆有力。

滑脉与涩脉：分别为脉搏流利度相反的两种脉象。滑脉是往来流利，应指圆滑，"如盘走珠"；涩脉是往来艰涩不畅，"如轻刀刮竹"。

洪脉与细脉：分别为脉体大小和气势强弱相反的两种脉象。洪脉的脉体宽大，充实有力，来势盛而去势衰；细脉脉体细小如线，势软无力，但应指明显。

长脉与短脉：分别为脉位长短相反的两种脉象。长脉脉象为脉管搏动范围超过寸、关、尺三部；短脉脉象为脉管搏动短小，仅在关部明显，寸、尺两部不明显。

紧脉与缓脉：分别为脉搏气势相反的两种脉象。紧脉脉势紧张有力，如按切绞绳转索，脉管的紧张度较高；缓脉脉势怠缓，脉管的紧张度较低，且脉来一息仅四至。

散脉与牢脉：分别为脉位与气势相反的两种脉象。散脉脉位浅表，浮取应指，脉势软弱，散而零乱，至数不清，中取、沉取不应；牢脉脉位深沉，脉势充实有力，大而弦长，坚牢不移。

第二节　常见相兼脉

一、相兼脉概念

凡两种或两种以上的单因素脉相兼出现，复合构成的脉象即称为"相兼脉"或"复合脉"。由于疾病是一个复杂的过程，在多种致病因素的影响下，患者的脉象经常是两种或两种以上相兼出现。

脉象的复合性是中医诊断中的重要特征。每种脉象都可以是由单一或多个因素构成的，这些因素可能是脉的位置、次数、形态、力度等方面的综合表现。临床上所观察到的脉象往往是多种因素的综合体现。

二、常见相兼脉及主病

二十七部脉中，有的脉象属于单因素脉，如浮、沉、迟、数、长、短、大、细等脉；而有些脉本身就是由几种单因素脉合成的，如弱脉是由沉、细、软三种因素合成，濡脉是由浮、细、软三种因素合成，动脉由滑、数、短三者合成，牢脉由沉、实、大、弦、长五种合成。

实际上临床所见脉象基本上都是复合脉。因为脉位、脉数、脉形、脉势等都只是从一个侧面论脉，而诊脉时则必须从多方面进行综合考察。因此，《濒湖脉学·四言举要》首提"数脉相兼"，详细论述了各种相兼脉及其主病。

【濒湖脉学】

一脉一形，各有主病。数脉相兼，则见诸症。浮脉主表，里必不足。有力风热，无力血弱。浮迟风虚，浮数风热。浮紧风寒，浮缓风湿。浮虚伤暑，浮芤失血。浮洪虚火，浮微劳极。浮濡阴虚，浮散虚剧。浮弦痰饮，浮滑痰热。

沉脉主里，主寒主积。有力痰食，无力气郁。沉迟虚寒，沉数热伏。沉紧冷痛，沉缓水蓄。沉牢痼冷，沉实热极。沉弱阴虚，沉细痹湿。沉弦饮痛，沉滑宿食。沉伏吐利，阴毒聚积。

弦脉主饮，病属胆肝。弦数多热，弦迟多寒。浮弦支饮，沉弦悬痛。阳弦头痛，阴弦腹痛。

紧脉主寒，又主诸痛。浮紧表寒，沉紧里痛。

长脉气平，短脉气病。细则气少，大则病进。浮长风痫，沉短宿食。血虚脉虚，气实脉实。

缓大者风，缓细者湿。缓涩血少，缓滑内热。濡小阴虚，弱小阳竭。

【语释】

不同的脉象主病不同。几种脉象相兼出现，则提示证的复杂性。浮脉一般主表证，若病变在里的多为虚损诸证。浮而有力者为外感风热，浮而无力者为内伤血虚。浮迟脉为气虚外感风邪，浮数为外感风热。浮紧为外感风寒，浮缓为外感风湿。浮虚为伤暑，气阴两伤。浮芤为失血，血失脉空。浮洪为火盛阴伤，浮微为虚损劳伤。浮软为阴精虚损，浮散为气血虚极。浮弦为痰饮积聚，浮滑为痰热内扰。

沉脉主里证，又主里寒、积聚。沉而有力为痰饮食积，沉而无力为气郁不畅。沉迟为虚寒内生，沉数为热伏于里。沉紧为寒凝冷痛，沉缓为痰饮内停。沉牢为沉寒痼冷，沉实为里热炽盛。沉弱为阴精虚损，沉细为湿邪痹阻。沉弦为饮停作痛，沉滑为宿食内停。沉伏为呕吐腹泻，或为阴寒毒邪聚积于内。

弦脉主痰饮，病位在肝胆。弦数多属实热，弦迟多为里寒。浮弦可见于支饮，沉弦可见于悬饮。寸部弦脉可见头痛，尺部弦脉可见腹痛。

紧脉主寒证、痛证。浮紧为表寒，沉紧为里寒。

长脉为平人之脉，短脉属病气之脉。脉短为气虚血少，脉大可为正虚邪进。浮长属风痛为病，沉短为宿食内停。气血虚亏可见脉虚，气血壅盛可见脉实。

脉象缓大者主风病，缓细者主湿病。缓涩者为血液虚亏，缓滑者为火热内生。脉象濡小者为阴精不足，弱小者为阳气虚损。

这里尚需补充介绍其他一些复合脉及现代中医认识。如浮数为二合脉，沉细数为三合脉，浮数滑实为四合脉。只要不是性质完全相反的脉，一般均可相兼出现。这些相兼脉象的主病，往往就是各种脉象主病的综合。临床常见相兼脉及其主病列举如下：

浮紧脉：多见于外感寒邪之表寒证，或风寒痹病疼痛。

浮缓脉：多见于风邪伤卫，营卫不和的太阳中风证。

浮数脉：多见于风热袭表的表热证。

浮滑脉：多见于表证夹痰，常见于素体多痰湿而又感受外邪者。

沉迟脉：多见于里寒证。

沉弦脉：多见于肝郁气滞，或水饮内停。

沉涩脉：多见于血瘀，尤常见于阳虚而寒凝血瘀者。

沉缓脉：多见于脾虚，水湿停留。

沉细数脉：多见于阴虚内热或血虚。

弦紧脉：多见于寒证、痛证，常见于寒滞肝脉，或肝郁气滞等所致疼痛等。

弦数脉：多见于肝郁化火或肝胆湿热、肝阳上亢。

弦滑数脉：多见于肝火夹痰，肝胆湿热或肝阳上扰，痰火内蕴等病证。

弦细脉：多见于肝肾阴虚或血虚肝郁，或肝郁脾虚等证。

滑数脉：多见于痰热（火）、湿热或食积内热。

洪数脉：多见于阳明经证、气分热盛，常见于外感热病。

综上所述，任何脉象都包含着位、数、形、势等方面的因素。当某一因素突出表现异常时，就以此单一因素而命名。如以脉位浮为单一的突出表现，而脉率适中，脉的形和势不大不小、和缓从容，即称为浮脉；如脉位浮而脉率速，其他因素无异常时，称为浮数脉。又如脉沉而脉形小，脉软无力时，可采用已经定义了脉名—弱脉，亦可将几种特征并列而命名为沉细无力脉。总之辨脉时务必考察诸方面的因素，并将各种变化因素作为辨证诊断的依据。

第五章 特殊脉象

特殊脉象是疾病在体内的独特反映，是判断病情轻重缓急、预后走向的重要依据之一。本章主要内容是真脏脉、妇人脉及小儿脉。真脏脉包括真脏脉概念、分类及列举。妇人脉包括月经脉、妊娠脉、临产脉。小儿脉包括诊小儿脉源流与意义、诊小儿脉方法、小儿正常脉象及常见病脉。

第一节　真脏脉

【濒湖脉学】

病脉既明，吉凶当别。经脉之外，又有真脉。肝绝之脉，循刀责责。心绝之脉，转豆躁疾。脾则雀啄，如屋之漏，如水之流，如杯之覆。肺绝如毛，无根萧索，麻子动摇，浮波之合。肾脉将绝，至如省客，来如弹石，去如解索。命脉将绝，虾游鱼翔。至如涌泉，绝在膀胱。真脉既形，胃已无气，参察色症，断之以臆。

【语释】

病脉的脉象和主病都已明晓，预后吉凶应当可以辨别。而常脉之外，还有真脏脉断定吉凶。肝的真脏脉，脉来如循刀刃，坚硬而乏柔和；心的真脏脉触之如豆旋转，躁急而少从容；脾的真脏脉如鸟雀啄食，连连数急，又如屋漏残滴，时断时续，又如水流不返，杯覆不收，脉气不继；肺的真脏脉，如触之鸟毛，漂浮无根，缺少生气；肾的真脏脉，如不速之客，来去无常，来如弹石，坚劲而乏柔和，去如解索，散乱而无根基；命门的真脏脉，如虾之游在波，时隐时现，如鱼之翔在水，似有似无；膀胱的真脏脉，如涌出的泉水，有去无来，浮散无根。真脏脉预示患者胃气已无，是为危重之证，但也应四诊合参，结合其他见症，综合分析判断。

一、真脏脉概念

真脏脉是五脏真气败露的脉象。当疾病发展到严重阶段时，由于脏腑精气衰竭，胃气将绝，而各显现出特别的脉象，均没有"胃、神、根"的脉气，尤其没有从容和缓之象，这提示病邪深重，元气衰竭，胃气已败，故又称"败脉""绝脉""死脉""怪脉"。

五脏平脉，以胃气为本，脏真之气内藏，因而含蓄内敛，隐藏不露，指下从容和缓。若胃气衰绝，脏真之气败露外泄，病趋危笃。《素问·玉机真脏论》中言："五脏者，皆禀气于胃，胃者，五脏之本也，脏气者，不能自至于手太阴，各以其时自胃而至于手太阴。邪气胜者，精气衰也，故病甚者，胃气不能与之俱至于手太阴，故真脏之气独见，独见者，病胜脏也，故曰死。"真脏脉的形态在《濒湖脉学·四言举要》中亦有具体描述："心绝之脉，转豆躁疾。脾则雀啄，如屋之漏，如水之流，如杯之覆。肺绝如毛，无根萧索，麻子动摇，浮波之合。肾脉将绝，至如省客，来如弹石，去如解索。命脉将绝，虾游鱼翔。至如涌泉，绝在膀胱。"《景岳全书》中也有对真脏脉的叙述："但得真脏脉，不得胃气也。所谓脉不得胃气者，肝不弦，肾不石也。"《医学入门·死脉总诀》总结了真脏脉的歌诀如下："雀啄连来三五啄，屋漏半日一滴落，弹石硬寻即散，搭指散乱真解索，鱼翔似有又似无，虾游静中跳一跃，更有釜沸涌如羹，旦占夕死不须药。"

二、真脏脉分类及列举

（一）无胃之脉

包括弹石脉、短豆脉。无胃的脉象以无柔和之意，应指坚搏为主要特征。如应指坚硬，有如弹石称为弹石脉；脉动短小而坚搏，如循薏苡子为转豆脉。临床提示阴竭阳亢，胃气不能相从，心、肝、肾等脏气独现，是病情重危的征兆之一。

（二）无神之脉

包括雀啄脉、屋漏脉和解索脉。无神之脉象以脉律无序，脉形散乱为主要特征。如脉在筋肉间连连数急，三五不调，止而复作，如雀啄食状，称雀啄脉；如屋漏残滴，良久一滴者，称屋漏脉；脉来乍疏乍密，如解乱绳状，称解索脉。主要由脾之谷气、肾与命门之气衰败所致，提示神气涣散，病情危笃。

（三）无根之脉

包括釜沸脉、鱼翔脉和虾游脉。无根脉象以虚大无根或微弱不应指为主要特征。若浮数之极，至数不清，如釜中沸水，浮泛无根，称釜沸脉，是热极阴枯之候；脉在皮肤，头定而尾摇，似有似无，如鱼在水中游动，称鱼翔脉，提示阴寒至极，亡阳于外；脉在皮肤，如虾游水，时而跃然而去，须臾又来，伴有急促躁动之象，称虾游脉，为阴绝阳败之征象。

第二节　妇人脉

【濒湖脉学】

妇人之脉，以血为本。血旺易胎，气旺难孕。少阴动甚，谓之有子，尺脉滑利，妊娠可喜。滑疾而散，胎必三月，但疾不散，五月可别。左疾为男，右疾为女，女腹如箕，男腹如釜。欲产之脉，其至离经，水下乃产，未下勿惊。新产之脉，缓滑为吉，实大弦牢，有症则逆。

【语释】

女性的生理活动以血为本，血气旺盛则易于受胎，阳气过旺（而营血不足）却难以受孕。少阴之脉（左手寸部脉）搏动数急，往来流利，为有孕之脉。尺脉滑利，则为妊娠之象。（尺脉）滑数而兼软散，则受孕已达三月。（尺脉）只见滑疾而不散，则怀胎已五月有余。左（尺）脉疾数者胎儿为男，右（尺）脉疾数者胎儿为女。腹部胀大如箕的，预示胎儿可能为女，腹部膨隆如釜者，预示胎儿可能为男。临产之脉，其至数与常人之脉有别。羊水得下即可生产，羊水未下则不必惊慌。生产之后，脉以缓滑为吉。若见实大弦牢，并伴有不适感的，则为逆证。

由于妇人有经、带、胎、产等特殊的生理功能，其脉象亦有一定的特殊性，此部分将妇人月经脉、妊娠脉和临产脉的特点与意义进行阐述。

一、月经脉

妇人左关、尺脉忽洪大于右手，口不苦，身不热，腹不胀，是月经将至。寸关脉调和而尺脉弱或细涩者，月经多不利。妇人闭经，尺脉虚细而涩者，多为精血亏少的虚闭；尺脉弦涩者，多为气滞血瘀的实闭；脉象弦滑者，多为痰湿阻于胞宫。

二、妊娠脉

《濒湖脉学·四言举要》云："少阴动甚，谓之有子，尺脉滑利，妊娠可喜。"寸脉属心、尺脉属肾，心主血脉，肾主藏精，精血调和，便能养胎。《素问·平人气象论》又云："妇人手少阴脉动甚者，妊子也。"已婚妇女，若平时月经正常，突

151

然停经，兼饮食偏嗜者，两尺脉搏动强于寸脉或左寸脉滑数动甚者，提示有孕。由于尺脉候肾，胞宫系于肾，妊娠后胎气鼓动，故两尺脉滑数搏指，异于寸部脉者为有孕之征。《脉经》曰："妊娠初时，寸微小，呼吸五至。"妊娠初期之脉既微小，并有滑疾之象。《濒湖脉学·四言举要》中言："滑疾不散，胎必三月；但疾不散，五月可别。"妊娠三月的脉象应指滑而疾数，稍加重按便略带软散，此为胎气初成，还未壮实之征象；若脉从虚渐实，从柔渐刚，胎逐渐转为形体，则脉象但疾不散，这是妊娠五月、胎气壮实的征象。关于孕男孕女的不同脉象，滑伯仁曰："左手尺脉洪大为男，右手沉实为女。"近代徐东皋曰："男女之，须审阴阳。右脉盛，阴状多，俱主弄瓦；左尺盛，阳状多，俱主弄璋""左疾为男，右疾为女"，大部分医家均认为左脉疾于右脉，则是男胎，因为男属阳居左。若右脉胜于左脉，则为女胎，因为女属阴居右。"女腹如箕，男腹如釜"，腹部的形态也与孕男孕女有关，胎儿在胞中，女胎则面对母腹，男则面对母背，因此孕女则腹部下大上小，孕男则腹部正圆。

三、临产脉

《濒湖脉学·四言举要》云"欲产之脉，散而离经。新产之脉，小缓为应；实大弦牢，其凶可明。"妇人临产时气血震荡，胞胎分离，脉象会异于平常。若是新产后，气血两虚，脉象应小而缓；若是脉实大弦牢，实脉提示邪气盛实，大则为邪进，此非吉兆。在其他经典中亦有临产脉的记载，如《诸病源候论·妇人难产病诸候》中云："诊其尺脉，转急如切绳转珠者，即产也"；《脉经》卷九中谓："妇人怀娠离经，其脉浮，设腹痛引腰脊，为今欲生也"；《医宗必读·新著四言脉诀》认为"离经者，离乎经常之脉也。"由上可知，临产妇人可出现不同于平常的脉象。假如平日之脉原浮，临产则脉忽沉；平日之脉迟，临产则脉忽数其脉多浮，或脉数而滑或紧。清·王燕昌《医存》云："妇人两中指顶节之两旁，非正产时则无脉，……若此处脉跳，腹连腰痛，一阵紧一阵，二目乱出金花，乃正产时也。"薛己《女科撮要》亦指出："欲产之时，觉腹内转动……试捏产母中指中节或本节跳动，方临盆，即产矣。"这说明孕妇在平时无脉的中指中节或本节的两旁出现脉搏跳动，即是临产之兆。

第三节　小儿脉

【濒湖脉学】

小儿之脉，七至为平，更察色症，与虎口文。

【语释】

小儿的脉象，一息七至为正常。临证之际，更应注意观察面部色泽、食指络脉形态颜色的变化。

一、诊小儿脉诊的源流与意义

《濒湖脉学·四言举要》中言"小儿之脉，七至为平，更察色症，与虎口文。"3 岁以内的小儿寸口脉位短小，切脉时只能"一指定三关"，诊脉时又常哭闹，气血先乱，使脉象失真，而小儿食指络脉易于观察，故常以望指纹辅助脉诊。故将《黄帝内经》中望鱼络诊法与《难经》中寸口脉诊法相结合来推测小儿脏腑气血盛衰的变化。

望小儿指纹的理论依据，可追溯到《内经》之中的络脉诊法。《灵枢·经脉》曰："肺手太阴之脉……从腕后直出次指内廉出其端"，食指掌侧前缘络脉为寸口脉的分支（其支从腕出别上，循次指内廉，出其端），与寸口脉同属手太阴肺经，其形色变化，在一定程度上可以反映寸口脉的变化，故望小儿指纹与诊寸口脉意义相同。《素问·皮部论》曰："凡十二经络脉者，皮之部也。是故百病之始生也，必先于皮毛，邪中之则腠理开，开则入客于络脉，留而不去，传入于经，留而不去，传入于腑，廪于肠胃。"由于络脉浮于皮肤表面，疾病始生，必见于皮毛；肌肤腠理开，邪气客于络脉，肌表皮毛会发生形态、颜色的变化。《灵枢·经脉》篇中言："凡诊络脉，脉色青则寒且痛，赤则有热。胃中寒，手鱼之络多青矣。胃中有热，鱼际络赤。其暴黑者，留久痹也。其有赤、有黑、有青者，寒热气也。其青短者，少气也。"说明络脉颜色主病有密切关系。青主寒、主痛，赤主热，鱼际部位的青色提示胃中寒，色黑为久痹。由《灵枢·经脉》中的"诊鱼际络脉法"发展而来的小儿指纹诊法始见于唐·王超《仙人水镜图诀》。目前现存的医书中，最早记载小儿指纹的是宋代·许叔微的《普济本事方》，该书提出小儿脉诊不便，应看虎口颜色，察四肢凉温，书中记载了虎口辨色歌诀："紫热红伤寒，青惊白色疳，黑时因中恶，黄即困脾端。"

二、诊小儿脉方法

小儿寸口部位短，难以布三指以分三关，故诊小儿脉的方法与诊成人不同，常采用一指总候三部诊法，简称一指定三关。操作方法是用左手握小儿手，对3岁以内婴幼儿，医生可用右手拇指或示指按于掌后高骨处诊得脉动，不分三部，以定至数为主；对 3~5 岁病儿，以高骨中线为关，向高骨的前后两侧（掌端和肘端）滚转寻三部；对 6~8 岁病儿，可以向高骨的前后两侧（掌端和肘端）挪动拇指，分别诊寸、关、尺三部；对 9~10 病儿，可以次第下指，依寸、关、尺三部诊脉；对 10 岁以上的病儿，则可按诊成人脉的方法取脉。

小儿指纹诊法同脉法，主要是看浮沉以辨表里，淡滞以辨虚实，纹色以辨寒热，三关部位以辨轻重。现代大部分医家认为小儿指纹诊法适用于 3 岁以内，少数认为 10 岁以内均可；诊察小儿指纹的具体操作是：选择安静的环境，光线应柔和明亮，令家长抱小儿面向光亮，医生用左手拇指和食指握住小儿食指末端，主要诊察食指掌侧前缘部的浅表络脉，再以右手拇指的侧缘蘸少许清水后在小儿食指掌侧前缘从指尖向虎口推擦几次，用力要适中，使指纹显露，观察指纹形色变化，以判断表里虚实寒热。

在推食指三关时，应注意两点，一是要用拇指侧面推，且力度要适当，不可过轻或过重；二是方向为食指指端向虎口，即从命关向风关，切不可逆向而推，使血脉瘀滞于食指远端而误认为指纹色暗紫或指纹延长。如《幼幼集成》所记载："凡看指纹，以我之大拇指侧面推儿食指三关，切不可覆指而推。"

三、小儿正常脉象

由于小儿脏腑娇嫩、形气未充，且又生机旺盛、发育迅速，故正常小儿的平和脉象，较成人脉软而速。年龄越小，脉搏越快。按成人正常呼吸定息，2~3 岁的小儿，脉动 6~7 次为常脉，约每分钟脉跳 100~120 次；5~10 岁的小儿，脉动 6 次为常脉，约每分钟脉跳 100 次左右，脉动 4~5 次则为迟脉。

望小儿指纹诊法中，正常小儿指纹为红黄隐隐，元·滑寿《诊家要枢·小儿脉法》："惟黄色隐隐，或淡红隐隐，为常候也。"正常小儿指纹短小而平，在食指掌侧前缘风关内，隐隐显露于掌指横纹附近，纹色浅红略紫，无明显弯曲，呈单支且粗细适中。

四、小儿常见病脉

小儿脉诊中，病脉主要以浮、沉、迟、数辨病证的表、里、寒、热；以脉的有力、无力定病证之虚、实。浮脉多见于表证，浮而有力为表实，浮而无力为表虚；沉脉多见于里证，沉而有力为里实，沉而无力为里虚；迟脉多见于寒证，迟而有力为实寒，迟而无力为虚寒；数脉多见于热证，浮数为表热，沉数为里热，数而有力为实热，数而无力为虚热。此外，痰热壅盛或食积内停可见滑脉；湿邪为病可见濡脉；心气、心阳不足可见歇止脉。

小儿指纹诊法中，其纹位、纹态、纹色、纹形 4 方面的变化都有病理的提示意义。要点为：三关测轻重，浮沉分表里，红紫辨寒热，淡滞定虚实。

（一）三关测轻重

小儿指纹的长短代表着病情的严重程度，正常小儿的指纹应是短小的。宋·刘昉《幼幼新书·卷第二》三关锦纹第十二："《婴童宝鉴》辨三关锦纹……小而短者为平。"根据络脉在食指三关出现的部位，可以测定邪气的浅深，病情的轻重。

（二）浮沉分表里

指纹浮而显露，为病邪在表，见于外感表证；指纹沉隐不显，为病邪在里，见于内伤里证。

（三）红紫辨寒热

指纹偏红属外感表证、寒证。因邪正相争，气血趋向于表，指纹浮显，故纹色偏红；指纹紫红属里热证，《仙人水镜图诀》曰："丹红色是伤寒及食猛发壮热"，指出小儿发热不外乎外感或食伤。小儿食积常常引起高热，是由于宿食在内，停滞肠胃，而气失和降所致；指纹青色主寒证、疼痛、惊风。小儿感受寒邪，由于寒气凝滞而使脉络血行瘀阻，血行不畅气血凝滞指纹则会呈现青色。

（四）淡滞定虚实

《幼幼集成》中认为纹淡而流畅属于虚证，纹色滞而不活属于实证。淡滞是与静脉中的血液中的浓度有关系。凡指纹活动流畅即为淡，如推之滞涩不活，流动不畅为滞。

第六章

常见脏腑病证脉象特点

第一节　心系病证脉象特点

一、心血虚证

【临床表现】心悸，失眠，多梦，健忘，头晕眼花，面色淡白或萎黄，唇舌色淡，脉细无力。

【证候分析】多因劳神过度，或失血过多，或久病伤及营血引起；也可因脾失健运或肾精亏损，生血之源不足而致。

心血虚心失濡养，心动失常，故见心悸；心神失养，神不守舍，则为失眠，多梦；血虚不能上荣头、面，故见头晕眼花，健忘，面色淡白或萎黄，唇舌色淡；血少脉道失充，故脉细无力。

【脉理分析】《脉经》曰："血虚脉虚。"阴血亏虚不能充盈脉道，气失依附不能鼓动脉气，故脉细如线且无力。

【脉象特点】双手寸关尺三部脉细而无力，左寸脉尤甚。可兼见脉数。

脉位——浮、中、沉三候均可触及脉搏，中取时脉搏搏动最为明显。

脉数——至数正常，脉律规整。

脉形——脉道狭窄，往来如线。

脉势——软而无力。

二、心气虚证

【临床表现】心悸怔忡，气短胸闷，精神疲倦，或有自汗，动则诸症加剧，面色淡白，舌淡，脉虚。

【证候分析】多因素体虚弱，或久病失养，或劳倦过度，或先天不足，或年高气衰等原因而成。

心气虚，鼓动乏力，心动失常，故心悸怔忡；宗气衰少，功能减退，故气短胸闷，精神疲倦；气虚卫外不固，故自汗；动则气耗，故活动劳累后诸症加剧；气虚运血无力，气血不足，血脉不荣，故面色淡白，舌淡，脉虚。

【脉理分析】心气亏虚，脉气不振；血失推动，脉道不充，故脉来无力；心在体合脉，心气不足则脉管松弛，按之空豁，因此可见虚脉。

【脉象特点】双手寸关尺三部脉虚，左寸脉尤甚。

脉位——浮、中、沉三候均可触及脉搏，中取时脉搏搏动最为明显。

脉数——至数正常，脉律规整。

脉形——脉宽可大于正常或小于正常，但脉长可及三部。

脉势——三部脉应指无力，按之空虚。

三、心阳虚证

【临床表现】心悸怔忡，胸闷气短或胸部疼痛，自汗畏寒肢冷，神疲乏力，面色㿠白或口唇青紫，舌淡胖或紫暗，苔白滑，脉弱或结、代。

【证候分析】多因心气虚进一步发展而来，或因其他脏腑病证损伤心阳而成。

心阳虚衰，推动、温运无力，心动失常，轻则心悸，重则怔忡；心阳虚衰，宗气衰少，胸阳不展，故见胸闷气短；心脉失其温通而痹阻不畅，故见心胸疼痛；阳虚温煦失职，故见畏寒肢冷；阳虚卫外不固，故见自汗；温运乏力，面部血脉失

161

充，血行不畅，故见面色白或面唇青紫，舌质紫暗，脉弱或结、代；阳虚水湿不化，故舌淡胖嫩，苔白滑。

【脉理分析】心阳亏虚，无力推动血行，脉气不能外鼓，故脉位深沉，脉势软弱；心主生血，阳气衰少，阴血不生，则脉形细小，故见弱脉。成无己曰："结代之脉……由血气虚衰，不能相续也。"心阳虚衰，阴寒内盛，脉气不相接续，故脉来缓慢而时有一止，故见结脉或代脉。

【脉象特点】双手寸关尺三部脉弱或结、代，左寸脉尤弱。

脉位——脉位沉。轻触无明显脉搏搏动，中取搏动不明显，重取时可感觉脉搏搏动。

脉数——至数正常，脉律规整。或至数偏慢，一息不足四至，伴有无规律提前搏动和代偿间歇或有规律性间歇、间歇时间较长。

脉形——脉宽小于正常，但脉长可及三部。

脉势——软而无力。

四、心火亢盛证

【临床表现】心烦失眠，或狂躁谵语，神识不清；或舌上生疮，溃烂疼痛；或吐血、衄血；或小便短赤，灼热涩痛。伴见发热口渴，便秘尿黄，面红舌赤，苔黄，脉数。

【证候分析】多因情志抑郁化火；或火热之邪内侵；或过食辛辣刺激食物、温补之品，久蕴化火，扰神迫血而成。

心火炽盛，热扰心神，故心烦失眠；火热闭窍扰神，故狂躁谵语，神识不清；火热迫血妄行，故见吐血、衄血；心火上炎舌窍，故见舌上生疮，溃烂疼痛；心火下移小肠，故见小便短赤，灼热涩痛；热蒸于外故发热，热盛伤津故口渴，便秘尿黄；火热内盛，故面红舌赤，苔黄，脉数。

【脉理分析】《难经·九难》谓："数则为热"。心火亢盛，邪热内蕴，鼓动气血运行加快，故见数脉。往往热势越高，脉搏搏动越快，脉象越见数。

【脉象特点】双手寸关尺三部脉数而有力，左寸脉尤甚。

脉位——浮、中、沉三候均可感觉脉搏搏动。

脉数——至数较快，一息五六至。脉律规整。

脉形——脉宽正常，脉长及三部。

脉势——脉搏有力。

五、心脉痹阻证

【临床表现】心悸怔忡，心胸憋闷疼痛，痛引肩背内臂，时作时止，或以刺痛为主，舌质晦暗，或有青紫斑点，脉细、涩、结、代；或以心胸憋闷为主，体胖痰多，身重困倦，舌苔白腻，脉沉滑或沉涩；或以遇寒痛剧为主，得温痛减，形寒肢冷，舌淡苔白，脉沉迟或沉紧；或以胀痛为主，于情志变化有关，喜太息，舌淡红，脉弦。

【证候分析】多因正气先虚，心阳不振，运血无力，逐渐发展而成。常因气滞、血瘀、痰阻、寒凝等诱发，故其性质多为本虚标实。心阳不振，失于温运，心脉失养，心动失常，故见心悸怔忡；阳气不运，心脉阻滞不通，故心胸憋闷疼痛；手少阴心经之脉横出腋下，循肩背、内壁后缘，故痛引肩背内臂。

瘀阻心脉：以刺痛为特点，伴见舌质晦暗，或青紫色斑点，脉细、涩、结、代等瘀血内阻症状。

痰阻心脉：以憋闷为特点，多半体胖痰多、身重困倦、苔白腻，脉沉滑或沉涩等痰浊内盛的症状。

163

寒凝心脉：以痛势剧烈、突然发作、遇寒加剧、得温痛减为特点，伴见形寒肢冷、舌淡或青紫、苔白、脉沉迟或沉紧等寒邪内盛的症状。

气滞心脉：以胀痛为特点，其发作多于精神因素有关，常伴胁胀、善太息、脉弦等气机郁滞的症状。

【脉理分析】

瘀阻心脉：心阳不振，不能推动血脉，阴血不能充盈脉道，故脉体细小，则见细脉。邪气停滞，阻滞脉道，气机不畅，血行壅滞，以致脉气往来艰涩，故见涩脉。血瘀积滞不散，心阳被抑，脉气阻滞而失于宣畅，故脉来缓慢为时有一止，故见结脉。血瘀阻抑脉道，血行涩滞，脉气不能顺接，故见代脉。

痰阻心脉：正气先虚，心阳不振，气血不足，升举无力，不能统运营血于外，加之痰浊痹阻心脉，阳气被遏，不能鼓搏脉气于外，故见沉脉。痰湿留聚，阴邪内盛，实邪壅盛于内，气实血涌，故见圆滑流利而无滞碍，则见滑脉。痰浊等邪气内停，阻滞脉道，气机不畅，血行壅滞，以致脉气往来艰涩，故见涩脉。

寒凝心脉：寒邪侵袭机体，正气未衰，正邪相争剧烈，脉管收缩紧束而拘急，则脉来绷急而搏指，状如切绳，寒邪在里，故见沉紧脉。寒邪侵袭人体，困遏阳气，或阳气不足，心动迟缓，气血凝滞，脉流不畅，脉气不能鼓搏脉气于外，使脉来迟慢，故见沉迟脉。

气滞心脉：情志不遂，肝气郁结，疏泄失常，气郁不利致经脉拘束，则见弦脉。

【脉象特点】

瘀阻心脉：左脉细涩无力，尤以左寸脉明显，伴或不伴见脉结、代。

脉位——浮、中、沉三候均可感觉脉搏搏动。

脉数——脉率有慢感，脉律不齐。或脉来迟慢，歇止规律不一。

脉形——脉宽小于正常，但脉长可及三部。或脉形无明显异常。

脉势——脉力不匀，往来迟滞艰涩。或软弱无力。

痰阻心脉：左脉沉而无力，尤以左寸脉明显，右关脉滑。或左脉沉涩无力，尤以左寸脉明显，右脉细涩。

脉位——脉位沉。轻触无明显脉搏搏动，中取搏动不明显，重取时可感觉脉搏搏动。

脉数——至数正常，脉律规整。或脉率有慢感，脉律不齐，呈三五不调之状。脉形——脉宽正常或脉体较细，脉长及三部。

脉势——应指圆滑，往来流利；或脉来艰涩，脉力不匀。

寒凝心脉：双手脉沉紧或沉迟，左寸脉沉细。

脉位——脉位沉。轻触无明显脉搏搏动，中取搏动不明显，重取时可感觉脉搏搏动。

脉数——至数正常；或脉来迟慢，一息不足四至。脉律规整。

脉形——脉宽正常或偏细，脉长正常或超过三部。

脉势——脉紧张搏指；或脉势有力。

气滞心脉：左手脉弦，尤以左寸、关脉明显。

脉位——浮、中、沉三候均可见，但以中、沉取多见。

脉数——至数正常，脉律规整。

脉形——脉宽一般正常；脉长及三部，甚至超过三部。

脉势——脉管紧张度较高，如按琴弦；脉搏有平直感，直起直落。

第二节　肺与大肠病证脉象特点

一、肺气虚证

【临床表现】咳喘无力，咯痰清稀，少气懒言，语声低怯，动则尤甚；神疲体倦，面色淡白，自汗，恶风，易于感冒；舌淡苔白，脉弱。

【证候分析】多因久患肺疾，耗损肺气，或脾虚致肺气生化不足而成。

肺气亏虚，宣肃功能失职，气逆于上，故见咳喘；肺失宣发，则津液不能洒陈于脏腑，反聚肺中，故咯痰清稀；肺气亏虚，宗气生成减少，故见少气懒言，语声低微；劳则耗气，稍事活动，肺气益虚，故上述诸症加重。肺气亏虚，气不摄津，而见自汗；气虚不能固表，则见恶风，易于感冒。神疲体倦，面色淡白，舌淡苔白，脉弱，均为气虚之象。

【脉理分析】《素问·六节藏象论》曰："肺者，气之本。"肺气亏虚则宗气衰少，不能助心行血，脉气不振，则脉沉而软弱无力；《灵枢·营卫生会》载："此受气者，泌糟粕，蒸津液，化其精微，上注于肺脉，乃化而为血。"脾胃水谷津液所化营气与津液，由脾输于肺，与肺之清气相合，贯注心脉，奉心化赤。因此肺病日久，阴血化生不足，脉道不充，则脉形细小，综上可见弱脉。

【脉象特点】左手三部脉及右寸脉尤弱，右尺脉不沉。

脉位——脉位沉。轻触无明显脉搏搏动，中取搏动不明显，重取时可感觉脉搏搏动。

脉数——至数正常，脉律规整。

脉形——脉宽小于正常，脉长可及三部。

脉势——软而无力。

二、肺阴虚证

【临床表现】干咳无痰，或痰少而黏，不易咳出，或痰中带血，声音嘶哑，形体消瘦，口干咽燥，五心烦热，潮热盗汗，两颧潮红，舌红少津，脉细数。

【证候分析】多因内伤杂病，久咳耗阴伤肺；或痨虫耗伤肺阴而成，亦可出现在外感热病后期。

肺阴不足，肺失滋润，清肃失司，气逆于上，故见干咳；虚热内生，炼津为痰，则见痰少而黏；阴虚火旺，肺系失濡，火灼咽喉，则致声音嘶哑；虚热灼伤肺络，则咳血或痰中带血；肺阴亏虚，机体失濡，故见口干咽燥，形体消瘦；五心烦热，潮热盗汗，两颧潮红，为阴虚内热之典型见症；舌红少津，脉细数，亦属阴虚内热之征。

【脉理分析】《诊家枢要》说："来往微细如线，盖血冷气虚，不足以充故也。"故肺阴亏虚，阴血不能充盈脉道而见脉体细小；阴液耗伤，水不制火，虚热内生而鼓动气血运行，故见脉数，两者相合可见脉细数。

【脉象特点】双手寸关尺三部脉细数，右寸脉尤甚。

脉位——浮、中、沉三候均可触及脉搏，中取时脉搏搏动最为明显。

脉数——至数较快，一息五六至。脉律规整。

脉形——脉形细小，脉宽小于正常。脉长可及三部。

脉势——脉势软，重按无力。

三、风寒犯肺证

【临床表现】咳嗽，痰稀色白，恶寒发热，鼻塞流清涕，头身疼痛，无汗，苔薄白，脉浮紧。

【证候分析】多因风寒邪气侵犯肺卫所致。

风寒之邪经皮毛、口鼻内犯于肺，肺气失宣而上逆，则咳嗽；宣肃失职，津液不布，故见痰稀色白；风寒袭表，卫阳被遏，肌表失于温煦，故见恶寒；卫阳与邪气相争，则发热；风寒侵犯肺卫，肺气失宣，鼻窍不利，故见鼻塞流清涕；寒邪凝滞经脉，气血运行不畅，故头身疼痛；腠理闭塞，则无汗；苔薄白，脉浮紧，乃风寒在表之象。

【脉理分析】《笔花医镜·肺部》曰："肺有里证，亦有表证，肺主皮毛故也。邪在表，右寸脉必浮。"风寒邪气侵袭，卫阳抗邪于外，正邪剧争，脉气鼓动于外，故见脉浮而有力。寒邪外袭，其性收引凝滞，脉管收缩紧束而拘急，故风寒犯肺可见脉浮紧。

【脉象特点】双手寸关尺三部脉皆紧，右寸脉浮紧，尺脉不浮。

脉位——右寸脉脉位表浅，轻取即得，重按稍减。

脉数——至数正常，脉律规整。

脉形——脉宽一般正常，脉长可逾于三部。

脉势——脉势紧张有力，坚搏抗指。右寸脉重按脉力稍减。

四、风热犯肺证

【临床表现】咳嗽，痰稠色黄，发热微恶风寒，鼻塞流浊涕，口干微渴，咽喉肿痛，舌尖红，苔薄黄，脉浮数。

【证候分析】多因风热邪气侵犯肺卫所致。

风热犯肺，肺失清肃，肺气上逆，故见咳嗽；热邪灼津为痰，故痰稠色黄；肺卫受邪，卫气被遏，肌表失于温煦，故恶寒；卫气抗邪，则发热；热为阳邪，郁遏卫阳较轻，故热重寒轻；肺系受邪，鼻窍不利，故见鼻塞涕浊；咽喉不利，故见咽喉肿痛；风热在肺卫，伤津不甚，故见口干微渴；舌尖红，苔薄黄，脉浮数，乃风热犯表之征。

【脉理分析】风热邪气侵袭肤表，卫阳奋起抗邪，人体气血趋于肤表，脉气亦鼓动于外，故见脉浮；邪气初犯，正气不衰，正邪交争剧烈，可见脉浮而有力。外感邪热亢盛，迫使气血运行加速，则见脉数，故风热犯肺可见脉浮数。

【脉象特点】双手寸关尺三部脉数而有力，右寸脉浮数，尺脉不浮。

脉位——右寸脉脉位表浅，轻取即得，重按稍减。

脉数——脉来急促，一息五六至，脉律规整。

脉形——脉宽及脉长正常。

脉势——脉搏有力。右寸脉重按脉力稍减。

五、肺热炽盛证

【临床表现】咳嗽，气喘，胸痛，气息灼热，咽喉红肿疼痛，发热，口渴，大便秘结，小便短赤，舌红苔黄，脉数。

【证候分析】多因外感风热入里，或风寒之邪入里化热，蕴结于肺所致。热邪壅肺，肺失清肃，气逆于上，故见咳嗽，气喘；热灼肺络，肺气不利，

故见胸痛，气息灼热；肺热上熏咽喉，气血壅滞，故见咽喉肿痛；邪热蒸腾，则发热；热盛伤津，故见口渴，大便秘结，小便短赤；舌红苔黄，脉数，乃里实热盛之象。

【脉理分析】《笔花医镜·肺部》曰："肺热之症，脉右寸必数。"肺热炽盛，邪正相争，气血受邪热鼓动而运行加速，则见脉数而有力。热势越高，脉搏越快。热邪亢盛，气盛血涌，导致脉道扩张，故亦可见脉大。

【脉象特点】双手寸关尺三部脉数而有力。

脉位——浮、中、沉三候均可触及脉搏。

脉数——脉来急促，一息五六至，脉律规整。

脉形——脉形正常或脉管稍宽大。

脉势——脉搏势强，脉来充实有力。

六、痰热壅肺证

【临床表现】咳嗽，气喘息粗，胸闷，或喉中痰鸣，咳痰黄稠量多，或咳吐脓血腥臭痰，胸痛，发热，口渴，小便短赤，大便秘结，舌红苔黄腻，脉滑数。

【证候分析】多因外邪犯肺，郁而化热，热伤肺津，炼液成痰；或素有宿痰，内蕴日久化热，痰与热结，壅阻于肺所致。

痰热壅肺，肺失清肃，气逆于上，故见咳嗽，气喘息粗；肺热蕴郁，胸中气机不利，故见胸闷，胸痛；痰热交结，随气而逆，故见痰黄稠量多，或喉中痰鸣；若痰热壅滞肺络，火炽血败，肉腐成脓，则见咳吐脓血腥臭痰；里热蒸腾，阳盛则热，故见发热；内热伤津，故见口渴，大便秘结，小便短赤；舌红苔黄腻，脉滑数，乃痰热内蕴之象。

【脉理分析】肺失宣降，痰浊实邪内蕴，使气实血涌；肺朝百脉，火热邪气迫血运行，使脉来急数。二者胶结，壅盛于肺，故脉见滑数，正如《脉简补义》所言："夫滑者，阳气之盛也，其为病本多主热而有余。"

【脉象特点】双手寸关尺三部脉滑数，右寸脉尤甚。

脉位——浮、中、沉取，皆可呈现滑利之脉。

脉数——脉来急促，一息五六至。脉律规整。

脉形——脉宽正常，脉及三部。

脉势——应指圆滑，往来流利。

七、寒痰阻肺证

【临床表现】咳嗽气喘，痰多色白，或喉中哮鸣，胸闷，形寒肢冷，舌淡苔白腻或白滑，脉濡缓或滑。

【证候分析】多因素有痰疾，复感寒邪，内客于肺，或因寒湿外邪侵袭于肺，或因中阳受困，寒从内生，聚湿成痰，上干于肺所致。

寒痰阻肺，宣降失司，肺气上逆，故见咳嗽、气喘；肺失宣降，津聚为痰，则见痰多色白；痰气搏结，上涌气道，故见喉中痰鸣；寒痰凝滞于肺，肺气不利，故见胸闷；阴寒凝滞，阳气郁而不达，肌肤失于温煦，故见形寒肢冷；舌淡苔白腻或白滑，脉濡缓或滑，均为寒饮痰浊内盛之象。

【脉理分析】寒饮痰浊内盛于肺，为有形邪气阻遏气机，引起脉道不畅，故表现为脉势细软、脉道弛缓，即濡缓脉。寒痰阻肺，正气不衰，邪正剧争，使脉气鼓动，故亦见滑脉。

【脉象特点】双手寸关尺三部脉濡缓，右寸、关脉尤甚。或双手寸关尺三部脉滑，右寸、关脉尤甚。

脉位——脉位表浅，轻触即得，重按稍减。或浮、中、沉取皆呈现滑利之脉。

脉数——脉来迟慢，一息四至；或至数正常。脉律均规整。

脉形——脉宽正常或小于正常。脉长及三部。

171

脉势——软而无力。或应指圆滑，往来流利。

八、大肠湿热证

【临床表现】腹痛，腹泻，肛门灼热，或暴注下泻，色黄味臭；或下痢赤白脓血，里急后重，口渴，小便短赤，或伴恶寒发热，或但热不寒；舌红苔黄腻，脉滑数或濡数。

【证候分析】多因时令暑湿热毒侵袭，或饮食不洁，湿热秽浊积于大肠，伤及肠道气血所致。

湿热侵袭大肠，壅阻气机，故见腹痛；湿热内迫肠道，大肠传导失常，故见腹泻，肛门灼热；湿热蕴积大肠，热迫津液随湿浊下注，可见便次增多，泻如黄水；湿热熏灼肠道，脉络损伤，血腐成脓，则见痢下脓血；湿热蒸迫肠道，肠道气机阻滞，故见里急后重；水液从大便外泄，故见小便短赤；热盛伤津，则见口渴；若属外感，表邪未解，则见恶寒发热；热盛于里，则但热不寒；舌红苔黄腻，脉滑数或濡数，皆为湿热内蕴之象。

【脉理分析】大肠为传导之官，变化水谷，传导糟粕。邪气停蓄，积聚于肠道，肠间气机阻遏，气血欲行而与邪气搏击，则激扬气血而脉滑。大肠属阳腑，湿热之邪乘势内扰，正邪交争，阳热互结，故兼见脉数有力。或湿热邪气阻滞较甚，阳气困遏，脉道受阻，故见脉濡数。

【脉象特点】双手寸关尺三部脉滑数有力或濡数。

脉位——浮、中、沉取皆呈现滑利之脉。或脉位表浅，轻触即得，重按稍减。

脉数——脉来急促，一息五六至。脉律规整。

脉形——脉宽正常或小于正常。但脉均长及三部。

脉势——脉搏有力，往来流利。或软而无力。

九、肠热腑实证

【临床表现】腹部硬满疼痛、拒按，大便秘结，或热结旁流，气味恶臭，壮热，或日晡潮热，汗出口渴，甚则神昏谵语、狂乱，小便短黄，舌质红，苔黄厚而燥，或焦黑燥裂起刺，脉沉数有力，或沉迟有力。

【证候分析】多因邪热炽盛，汗出过多，或误用汗剂，津液外泄，致使肠中干燥，里热更甚，燥屎内结而成。

热结肠道，气机壅滞，肠中燥屎内结，腑气不通，津液耗伤，肠道失润，故腹部硬满疼痛、拒按，大便秘结；若燥屎内结，加之邪热迫津下泄，故可见泻下稀水，气味恶臭，即所谓"热结旁流"；大肠属阳明经，其气旺于日晡之时，故日晡潮热；邪热与燥屎胶结，火热愈炽，上扰心神，故见神昏谵语；里热蒸达，迫津外泄，故见壮热，汗出口渴，小便短黄；舌红，苔黄厚而燥，或焦黑燥裂起刺，脉沉数有力，或沉迟有力，均为里热炽盛之象。

【脉理分析】"大肠主津"，参与体内水液代谢。大肠属手阳明经脉，其性属金，易化燥化火。热结肠道，邪郁于里，脉位偏沉；邪热与燥屎胶结，阳热积聚，热势愈炽，故见脉沉数有力。或邪热结聚较甚，气机壅滞不畅，脉道不利，则见脉沉迟；正气充盈，正邪交争剧烈，故脉象沉迟有力。

【脉象特点】双手寸关尺三部脉沉而有力，兼见脉迟或数。

脉位——脉位沉。轻触无明显脉搏搏动，中取搏动不明显，重取时可感觉脉搏搏动。

脉数——脉来迟慢，一息不足四至；或脉来急促，一息五六至。脉律规整。

脉形——脉宽大小等不拘，脉长及三部。

脉势——脉搏动有力。

第三节　脾与胃病证脉象特点

一、脾气虚证

【临床表现】不欲食或纳少，腹胀，食后胀甚，便溏，神疲乏力，少气懒言，肢体倦怠，或浮肿，或消瘦，或肥胖，面色萎黄，舌淡苔白，脉缓或弱。

【证候分析】多因饮食不节，或忧思日久，或劳倦过度，或年老体衰，或禀赋不足、素体脾虚，或久病耗伤、调养失慎等所致。

脾主运化水谷，脾气虚弱，运化无力，水谷不化，故不欲食或纳少，腹胀便溏；食后脾气益困，故腹胀愈甚；气虚推动无力，则神疲乏力，少气懒言；脾失健运，气血生化不足，肢体肌肉、颜面、舌失于充养，故肢体倦怠，消瘦，面色萎黄；脾虚失于运化，水湿不运，充斥形体，泛溢肌肤，则可见舌淡；脉缓或弱为脾气虚弱之征。

【脉理分析】脾主运化，脾气亏虚，气血生化不足，无法鼓动充盈脉道，可见脉位较深，脉形细小，为弱脉。脾气不足，鼓动气血无力，脉势来去怠缓，不急不徐，故见脉缓。

【脉象特点】双手寸关尺三部脉缓，右关脉细缓无力；或双手寸关尺三部脉弱，右关脉尤甚。

脉位——中取、沉取可见脉搏搏动。

脉数——一息四至或至数正常；脉律规整。

脉形——脉宽小于正常，但脉长可及三部。

脉势——软而无力。

二、脾不统血证

【临床表现】呕血、尿血、便血、鼻衄、肌衄、齿衄，妇女月经过多、崩漏等各种出血，伴见食少、便溏、神疲乏力、气短懒言、面色萎黄、舌淡苔白、脉细弱。

【证候分析】多由久病伤气，或忧思日久，或劳倦过度，损伤脾气，统血失职，血溢脉外所致。

脾气亏虚，统血无权，则血溢脉外，而见各种慢性出血：血液溢出胃肠，则见呕血或便血；溢出膀胱，则为尿血；溢出于鼻、齿龈，则为鼻衄、齿衄；溢出肌肤，则见肌衄。脾虚冲任不固，则妇女月经过多，甚或崩漏；气虚推动乏力，则神疲乏力，气短懒言；脾气虚弱，运化失健，则食少，便溏；脾气亏虚，气血生化不足，加之反复出血，营血愈亏，面、舌、脉失于充养，故面色萎黄，舌淡苔白，脉细弱。

【脉理分析】脾气亏虚，生化无源、统摄无力，导致脉道营血亏少，血脉充盈不足，故见脉细；脾气虚衰，加之反复出血，气随血耗，脉气不能外鼓，脉道失其充盈，故见脉弱，二者兼具则为脉细弱。

【脉象特点】双手寸关尺三部脉细弱，右关脉尤甚。

脉位——脉位沉。轻触无明显脉搏搏动，中取搏动不明显，重取时可感觉脉搏搏动。

脉数——至数正常，脉律规整。

脉形——脉细如线，但脉长可及三部。

脉势——软而无力。

175

三、湿热蕴脾证

【临床表现】脘腹胀闷，纳呆，恶心欲呕，口苦口黏，渴不多饮，小便短黄，便溏不爽，肢体困重，或身热不扬，汗出热不解，或见面目发黄、色鲜明，或皮肤瘙痒，舌红苔黄腻，脉濡数。

【证候分析】多因外感湿热之邪，或嗜食肥甘，饮酒无度，酿成湿热，内蕴脾胃所致。

湿热阻滞中焦，纳运失健，气机阻滞，则脘腹胀闷，纳呆，恶心欲呕；湿热蕴脾，上蒸于口，则口苦口黏，渴不多饮；湿热下注，大肠气机不畅，传导失司，则便溏不爽；湿热下注膀胱，则小便短黄；脾主肌肉，湿热困脾，留滞肌肉，阻碍经气，故肢体困重；湿遏热伏，郁蒸于内，黏滞缠绵，则身热不扬，汗出热不解；湿热蕴结脾胃，熏蒸肝胆，疏泄失权，胆汁不循常道而泛溢肌肤，则见面目发黄、色鲜明；湿热泛溢肌肤，则皮肤瘙痒；舌质红，苔黄腻，脉濡数，均为湿热内蕴之征。

【脉理分析】《脉如》云："濡为中湿。"湿困脾胃，郁遏阳气，脉道阻滞，表现为脉浮细软弱，故见脉濡。湿热互结，热迫于脉，促血运行，可见脉数。

【脉象特点】双手寸关尺三部脉濡数，尤以右关脉明显。

脉位——脉位表浅，轻触即得，重按稍减。

脉数——一息五六至，脉律规整。

脉形——脉细如线，但脉长可及三部。

脉势——软而无力。

四、寒湿困脾证

【临床表现】脘腹痞闷，腹痛便溏，口腻纳呆，泛恶欲呕，头身困重，面色晦黄，或身目发黄，黄色晦暗如烟熏，或妇女白带量多，或肢体浮肿，小便短少，舌淡胖，苔白腻，脉濡缓或沉细。

【证候分析】寒湿内盛，脾阳受困，运化失职，气滞中焦，轻则脘腹痞闷，重则腹胀腹痛；脾失健运，水谷不化，故纳呆；水湿下渗，则便溏；脾失健运，影响胃气和降，胃气上逆，故泛恶欲呕；寒湿内盛，湿邪上泛，则口中黏腻；湿性重着，泛溢肢体，遏郁清阳，则头身困重；湿邪困脾，气血失畅，则面色晦黄；寒湿困脾，中焦气滞，土壅木郁，肝胆疏泄失职，胆汁外溢，加之气血运行不畅，故身目发黄，黄色晦暗如烟熏；寒湿下注，损伤带脉，妇女可见白带量多；水湿不化，泛溢肌肤，则肢体浮肿、小便短少；舌体胖大，苔白腻，脉濡缓或沉细，均为寒湿内盛之象。

【脉理分析】寒湿困阻，脾失健运，气血生化不足；脾阳受损，寒湿内盛，阳气郁遏失宣，故见脉象浮细而软，脉来怠慢，而为濡缓脉。或寒湿内伏，脾阳受困，正邪交争于里，脉道困遏，气血运行不利，故见脉沉细。

【脉象特点】双手寸关尺三部脉濡缓或沉细有力，右关脉尤甚。

脉位——脉位表浅，轻取即得，重按稍减；或脉位深沉，轻取不应，重按始得。

脉数——一息四至或至数正常；脉律规整。

脉形——脉细如线，按之不绝。

脉势——软而无力或沉取有力。

五、胃阴虚证

【临床表现】胃脘隐隐灼痛，嘈杂不舒，饥不欲食，干呕呃逆，口燥咽干，大便干结，小便短少，舌红少苔，脉细数。

【证候分析】多因热病后期，或气郁化火，或过食辛温香燥，或吐泻太过，耗伤胃阴所致。

胃阴不足，虚热内生，胃失濡润，气失和降，则胃脘隐隐灼痛，嘈杂不舒；胃中虚热扰动则饥，然胃阴失滋，纳化迟滞，故不欲食；胃失和降，胃气上逆，可见干呕呃逆；胃阴亏虚，阴津不能上朝则口燥咽干，不能下润则大便干结；阴津亏虚，尿液化源不足，故小便短少；舌红少苔，脉细数，为阴虚内热之征。

【脉理分析】《脉决汇辨》云："细主气衰，诸虚劳损……细在右关，胃虚胀满。"胃阴亏虚，营阴不足，可见脉道细小而不充，故脉细。病久阴虚，虚热内生，气血运行加快，可见脉数。二者兼之，故为脉细数。

【脉象特点】双手寸关尺三部脉细数，右关脉尤甚。

脉位——寸关尺三部均可触及脉搏。

脉数——脉来急促，一息五六至。脉律规整。

脉形——脉细如线，但脉长可及三部。

脉势——可清楚感觉到脉搏搏动。

六、寒滞胃脘证

【临床表现】胃脘冷痛剧烈，得温痛减，遇寒加重，恶心呕吐，吐后痛缓，或口泛清水，口淡不渴，恶寒肢冷，面白或青，舌淡苔白润，脉沉紧或弦紧。

【证候分析】多因过食生冷，或寒邪犯胃所致。

寒邪犯胃，凝滞气机，不通则痛，故胃脘冷痛，痛势急剧；寒邪得温则散，故疼痛得温则减；遇寒气机凝滞加重，则痛势加剧；寒邪阻遏，阳气失于温煦形体，则恶寒肢冷；寒凝胃脘，胃失和降，胃气上逆，则恶心呕吐；吐后气滞暂得通畅，则吐后痛缓；寒凝气滞，津失输布，停积于胃，逆而向上，则口泛清水；寒不伤津，故口淡不渴；寒凝血脉，阳气不能外达，血不上荣，则面白或青；舌淡苔白润，脉沉紧或弦紧，为阴寒内盛之象。

【脉理分析】《景岳全书·脉神章》云："紧脉为阴多阳少，乃阴邪激搏之候。"寒中于里，正邪相争，致气滞血阻，阳气被郁，脉管拘急紧张，则见脉沉紧。或寒邪积滞与正气相搏，加之寒性收引凝滞，脉失柔和，可见脉道收缩紧束，故脉弦紧。

【脉象特点】双手寸关尺三部脉沉紧或弦紧，右关脉尤甚。

脉位——脉位深沉，或寸关尺三部均可触及脉搏。

脉数——至数正常，脉律规整。

脉形——脉宽正常，脉长及三部甚至超过三部。

脉势——脉管紧张度高，如按转索或琴弦；脉搏平直感。

七、胃热炽盛证

【临床表现】胃脘灼痛、拒按，消谷善饥，口气臭秽，齿龈红肿疼痛，甚则化脓、溃烂，或见齿衄，渴喜冷饮，大便秘结，小便短黄，舌红苔黄，脉滑数。

【证候分析】多因过食辛热、肥甘、温燥之品，化热生火；或五志过极，化火犯胃；或为邪热内侵，胃火亢盛而致。

邪热内扰胃腑，胃气壅塞，故胃脘灼痛而拒按；胃火炽盛，受纳腐熟太过，则消谷善饥；胃火内盛，蒸腾胃中浊气上冲，则口气臭秽；邪热灼伤脉络，迫血妄行，则齿衄；热盛伤津，则口渴喜冷饮，小便短黄，大便秘结；胃火循经上炎，上蒸齿龈，气血壅滞，则齿龈红肿疼痛，甚至化脓、溃烂；舌红苔黄，脉滑数，为火热内盛之象。

【脉理分析】《素问·血气形志篇》曰："阳明常多气多血。"胃热炽盛，波及血分，血行加速；邪热扰动，壅盛于内，气实血涌，故见脉滑数。

【脉象特点】双手寸关尺三部脉滑数，右关部尤甚。

脉位——浮、中、沉取，皆可呈现滑利之脉。

脉数——脉来急促，一息五六至。脉律规整。

脉形——脉宽及脉长可正常。

脉势——应指圆滑，往来流利。

第四节　肝与胆病证脉象特点

一、肝血虚证

【临床表现】头晕目眩，视力减退或夜盲，爪甲不荣，肢体麻木，手足震颤，失眠多梦，妇女月经量少、色淡，甚则闭经，面唇淡白，舌淡，脉细。

【证候分析】多由脾胃虚弱，生化乏源，或肾精亏少，精不化血，或久病耗伤肝血，或失血过多所致。

肝血不足，头目失养，故头晕目眩，视力减退或夜盲；爪甲失养，则干枯脆薄；筋脉失养，则肢体麻木；肝风内动，则手足震颤；肝血不足，神魂不安，故失眠多梦；肝血不足，不能充盈冲任之脉，故月经量少、色淡，甚则闭经；血虚不能上荣于面、唇、舌，则面、唇、舌色淡白；血虚不能充盈脉道，则脉细。

【脉理分析】肝主藏血，调节血量。《濒湖脉学》云："细在左关，肝血枯竭。"若肝血亏虚，上源枯竭则脉道不充，故脉细小如线而无力，为细脉，尤见于左关脉。

【脉象特点】左手寸关尺三部脉细而无力、且弱于右手，左关脉尤甚。

脉位——浮、中、沉三候均可触及脉搏，中取时脉搏搏动最为明显。

脉数——至数正常，脉律规整。

脉形——脉管较细，脉宽小于正常；脉长可及三部。

脉势——软而无力。

二、肝郁气滞证

【临床表现】胸胁、少腹胀满疼痛，走窜不定，情志抑郁，善太息，妇女可见乳房胀痛、月经不调、痛经、闭经，苔薄白，脉弦。

【证候分析】多因精神刺激，情志不遂，郁怒伤肝，或久病焦虑，而致肝失疏泄；或突然强烈的精神刺激，或因外邪侵扰，引起肝疏泄失职，气机不畅所致。

肝失疏泄，气机阻滞，经气不利，则胸胁、少腹胀满疼痛；肝失条达，情志失和，则情志抑郁，善太息；太息或情志舒畅，则气机暂得以舒通，使胀痛得减；肝失疏泄，气血失和，冲任失调，则月经不调、或痛经、闭经；肝气失疏，脉气紧张，则弦脉。

【脉理分析】《医灯续焰·疟疾脉证第四十三》曰："经云：少阳为枢。少阳亦应乎春，故脉亦当弦。"肝失疏泄，气机不利，致经脉拘束，脉形绷直，故见脉弦而有力。

【脉象特点】双手寸关尺三部脉弦而有力，左寸脉尤甚。

脉位——浮、中、沉三候均可见弦脉，但以中、沉取多见。

脉数——至数正常，脉律规整。

脉形——脉宽一般正常；脉长及三部，甚至超过三部。

脉势——脉管紧张度较高，如按琴弦；脉搏有平直感，直起直落。

三、肝火炽盛证

【临床表现】头目胀痛，眩晕，面红目赤，口苦口干，急躁易怒，失眠多梦，耳鸣耳聋，或耳痛流脓，或胁肋灼痛，或吐血、衄血，大便秘结，小便短黄，舌红苔黄，脉弦数。

【证候分析】多因情志不遂，气郁化火；或外感火热之邪；或嗜烟酒辛辣之物，酿热化火，犯及肝经，以致肝胆气火上逆所致。

火性炎上，循经上逆于头面，则头目胀痛，眩晕，面红目赤，口苦口干；肝火内炽，肝性失柔，则胁肋灼痛；火热内扰，神魂不安，则急躁易怒，失眠多梦；肝热移于胆，胆热循经入耳，则耳鸣耳聋，或耳内流脓；热络血脉，迫血妄行，则见吐血、衄血；火热灼津，则小便短黄，大便秘结；舌红苔黄燥，脉弦数，皆肝火炽盛之征。

【脉理分析】肝气郁结，疏泄失职，气机不利，脉气紧张，故见脉弦。肝火内炽，鼓动血脉，气血疾快，故见脉数，二者相合则为脉弦数有力。正如《脉决汇辨》所言："弦数多热，弦迟多寒。"

【脉象特点】双手寸关尺三部脉弦数有力，左关脉尤甚。

脉位——浮、中、沉三候均可见弦脉，但以中、沉取多见。

脉数——至数较快，一息五六至。脉律规整。

脉形——脉宽一般正常；脉长及三部，甚至超过三部。

脉势——脉管紧张度较高，如按琴弦；脉搏有平直感，直起直落。

四、肝阳上亢证

【临床表现】眩晕耳鸣，头目胀痛，面红目赤，急躁易怒，失眠多梦，腰膝酸软，头重脚轻，小便黄，大便干结，舌红少津，脉弦或弦细数。

【证候分析】多因肝肾阴亏，不能潜阳，使肝阳亢逆；或长期恼怒焦虑，气郁化火，暗耗阴液，阴不制阳，阳亢于上而成。

肝阳上亢，气血冲逆，故眩晕耳鸣，头目胀痛，面红目赤；肝阳亢盛，肝失柔和，则急躁易怒；阳热内扰，神魂不安，故失眠多梦；肝肾阴亏，筋骨失养，则腰膝酸软；肝阳亢逆于上，肝肾阴亏于下，上实下虚，故头重脚轻；舌红少津，脉弦或弦细数，为肝肾阴亏、肝阳上亢之象。

【脉理分析】肝阳亢盛，疏泄不利，脉紧张度增高，故脉来强直而为弦。或气郁化火，下劫肝肾之阴，阴虚不能充盈脉道；同时虚热内生，促使气血周流加速，故见脉弦细而数。

【脉象特点】双手寸关尺三部脉弦，左关脉尤甚；或双手寸关尺脉弦数，左关、尺脉弦细而数。

脉位——浮、中、沉三候均触及脉搏，但以中、沉取多见。

脉数——至数较快，一息五六至。脉律规整。

脉形——脉宽正常或小于正常。脉长及三部，甚至超过三部。

脉势——脉管紧张度较高，如按琴弦；脉搏有平直感，直起直落。

五、寒凝肝脉证

【临床表现】少腹牵引阴部冷痛，或阴囊收缩引痛；或痛经，经色紫暗有块；或颠顶冷痛，遇寒痛甚，得温痛减；恶寒肢冷，舌苔白，脉沉弦或沉紧。

【证候分析】多因感受寒邪，如淋雨涉水或房劳受寒等，以致寒邪侵入肝经，凝滞收引肝脉，使气血不畅，筋脉拘急。

足厥阴肝经绕阴器，循少腹，上颠顶，寒邪侵入肝经，凝滞气血，收引筋脉，故少腹牵引阴部冷痛，或阴囊收缩引痛；或痛经，经色紫暗有块；或颠顶冷痛；遇寒则收引凝滞更盛，故痛甚，得温则寒凝可缓，故痛减；阴寒内盛，阳气被遏，机体失温，故恶寒肢冷；舌苔白，脉沉弦或沉紧，为寒盛之象。

【脉理分析】寒邪侵袭，凝滞肝脉，阳气被遏，脉管收束而伏于里，故见脉沉；正邪抗争，脉气紧张，故脉来弦急有力而见脉沉弦。《脉决汇辨》云："紧主寒邪，亦主诸痛。"若寒邪内伏，正邪相争剧烈，脉管紧缩而拘急，绷急弹指，则见脉沉紧。

【脉象特点】双手寸关尺三部脉沉弦有力或沉紧，左关脉尤甚。

脉位——脉位沉。轻触无明显脉搏搏动，中取搏动不明显，重取时可感觉脉搏搏动。

脉数——至数正常，脉律规整。

脉形——脉宽一般正常；脉长及三部，甚至超过三部。

脉势——脉管紧张度较高，如按琴弦；或绷急弹指，如按转索。

六、胆郁痰扰证

【临床表现】惊悸失眠，胆怯易惊，烦躁不安，犹豫不决，口苦呕恶，胸胁闷胀，眩晕耳鸣，舌红苔黄腻，脉弦数。

【证候分析】多由情志不遂，郁久化火、生痰，以致痰热内扰，胆气不宁所致。

痰热内扰，胆气不宁，失于决断，故惊悸失眠，胆怯易惊，烦躁不安，处事不决；胆热犯胃，气逆于上，则口苦呕恶；胆失疏泄，气机不利，则胸胁闷胀；痰阻清阳，火扰清窍，故眩晕耳鸣；舌红苔黄腻，脉弦数或滑数，为痰热内盛之征。

【脉理分析】《临症验舌法》云："胆属少阳，其气尚稚，胆为甲木，其质尚嫩，所以最易被抑，一抑则其气闷而不舒矣。"胆失疏泄，气郁化热，痰浊内生。痰热相合，内扰胆腑，气壅脉满，故端直之间而至数急疾，故见脉弦数。

【脉象特点】双手寸关尺三部脉弦数，左关脉尤甚。

脉位——浮、中、沉三候均触及脉搏，但以中、沉取多见。

脉数——至数较快，一息五六至。脉律规整。

脉形——脉宽正常，脉长及三部。

脉势——脉管紧张度较高，如按琴弦；脉搏有平直感，直起直落。

185

第五节　肾系病证脉象特点

一、肾阳虚证

【临床表现】腰膝酸软冷痛，畏寒肢冷，下肢尤甚，面色
㿠白或黧黑，神疲乏力；或见性欲冷淡，男子阳痿不育、滑
精、早泄，女子宫寒不孕、白带清稀量多；或尿频清长，夜尿
多；舌淡苔白，脉沉细无力，尺部尤甚。

【证候分析】多因素体阳虚、老年体弱、久病不愈或房事
太过，致命门火衰。

肾主骨生髓，其府在腰。肾阳失于温煦，不能温暖腰膝，
故腰膝酸软冷痛；肾居下焦，元阳亏虚，温煦不及，故畏冷肢
凉，下肢尤甚；肾阳虚衰，阴寒内盛，气血运行不畅，则面色
㿠白或黧黑；阳虚不能振奋精神，则神疲乏力；肾阳虚弱，故
性欲冷淡，男子阳痿不育，女子宫寒不孕；肾阳虚弱，固摄失
司，则男子滑精、早泄，女子白带清稀量多，尿频清长，夜尿
多；舌淡苔白，脉沉细无力，尺部尤甚，为肾阳不足之象。

【脉理分析】肾主命门之火。命门火衰，温煦失职，脉气
不能外鼓，脉搏无力，故脉位深沉；阳气衰少，阴血不生，行
血无力，故脉细如线，二者兼具见脉沉细无力。尺脉候肾，故
两尺脉尤甚。

【脉象特点】寸关尺三部脉沉细无力，两尺脉尤甚。

脉位——脉位沉。轻触无明显脉搏搏动，中取脉搏不明
显，重取时可感觉脉搏搏动。

脉数——至数正常，脉律规整。

脉形——脉宽小于正常，但脉长可及三部。

脉势——细软无力。

二、肾虚水泛证

【临床表现】全身浮肿，腰以下为甚，按之没指，小便短少，腰膝酸软冷痛，畏寒肢冷，腹部胀满，或心悸气短，咳喘痰鸣，舌淡胖苔白滑，脉沉迟无力。

【证候分析】多因素体虚弱，久病及肾，或房劳伤肾，肾阳亏耗所致。

肾主水，阳虚气化失司，水湿泛溢，故全身浮肿，小便短少；肾居下焦，阳虚气化不行，水湿趋下，故腰以下肿甚，按之没指；阳虚温煦失职，故畏冷肢凉，腰膝酸冷；水气犯脾，脾失健运，则腹部胀满；水气凌心，抑遏心阳，则心悸气短；水寒射肺，肺失宣降，则咳喘痰鸣；舌淡胖苔白滑，脉沉迟无力，均为肾阳亏虚、水湿内停之征。

【脉理分析】《素问·灵兰秘典论》云："肾者，作强之官，伎巧出焉。"命门火衰，真气衰惫，血脉鼓动乏力，故见脉沉。"迟主脏寒，其病为阴"，阳气亏虚，气血凝滞，故见脉来迟慢无力。

【脉象特点】双手寸关尺三部脉沉迟无力，两尺脉尤甚。

脉位——脉位沉。轻触无明显脉动，中取脉搏不明显，重取时可感觉脉搏搏动。

脉数——一息不足四至，脉律规整。

脉形——脉宽正常，脉长及三部。

脉势——软弱无力。

三、肾阴虚证

【临床表现】腰膝酸软而痛，眩晕耳鸣，失眠多梦，形体消瘦，潮热盗汗，五心烦热，咽干颧红，或见性欲偏亢，男子阳强易举，遗精早泄，女子经少、经闭，或见崩漏，舌红少苔或无苔，脉细数。

【证候分析】多因久病及肾，或温热病后期伤阴，或过服温燥劫阴之品，或房室不节，耗伤肾阴所致。

肾阴亏损，腰膝失养，则腰膝酸软而痛；阴虚精亏髓减，清窍失充，则眩晕耳鸣；肾水亏虚，不能上承于心，水火失济，心火偏亢，扰乱神明致心神不宁，则见失眠多梦；阴虚虚热内生，故见形体消瘦，潮热盗汗，五心烦热，咽干颧红；相火扰动，性功能亢进，则男子阳强易举，精关不固，故见遗精、早泄；肾阴亏虚，女子则月经来源不足，冲任不充，故月经量少，经闭；阴不制阳，虚火扰动，迫血妄行，则见崩漏下血。舌红少苔或无苔，脉细数，为阴虚内热之象。

【脉理分析】肾主藏精，精气夺则虚，故常言肾多虚证。肾阴不足，阴血亏虚，加之阳亢阴亏，相火灼津或迫津外泄，营阴亏损，故见脉细；肾阴亏虚，阳气偏亢，虚热迫血，血行速疾，故见脉数，二者相合可见脉细数。

【脉象特点】双手寸关尺三部脉细数，左尺脉尤甚。

脉位——浮、中、沉三候均可感觉脉搏搏动。

脉数——至数较快，一息五六至，脉律规整。

脉形——脉形细小如线，尤以左尺脉明显。脉长可及三部。

脉势——脉搏无力。

四、肾气不固证

【临床表现】腰膝酸软，神疲乏力，耳鸣耳聋；小便频数清长，夜尿频多，或遗尿，或尿后余沥不尽，或尿失禁；男子滑精、早泄，女子月经淋沥不尽、带下清稀量多，或胎动易滑；舌质淡，舌苔白，脉弱。

【证候分析】多因年幼肾气未充，或年高肾气亏虚，或房劳过度，或久病伤肾所致。

肾气亏虚，腰膝、脑神、耳窍失养，则腰膝酸软，耳鸣耳聋，神疲乏力；固摄无权，膀胱失约，则小便频数，尿后余沥不尽，遗尿，夜尿多，甚则尿失禁；肾气亏虚、失于封藏，精关不固，精液外泄，则滑精、早泄；带脉失固，则女子带下量多清稀；肾气不足，冲任失约，则女子月经淋沥不尽；胎元不固，则易滑胎；舌淡苔白，脉弱，为肾气虚弱之象。

【脉理分析】肾气亏虚，脏腑衰惫，脉气鼓动无力，故脉位深沉而软弱无力；肾气不足，气化失司，阴血不生；加之气虚不固，精微外泻，营阴不足，故脉道不充，见脉形细小。二者合之则脉沉细无力而为弱脉。

【脉象特点】双手寸关尺三部脉弱，右尺脉尤甚。

脉位——脉位沉。轻触无明显脉搏搏动，中取脉搏不明显，重取时可感觉脉搏搏动。

脉数——至数正常，脉律规整。

脉形——脉宽小于正常。脉长可及三部。

脉势——软弱无力。

五、膀胱湿热证

【临床表现】尿频，尿急，尿道涩滞灼痛，小便短黄或混浊，或尿血，或尿中见砂石，小腹胀痛，或腰、腹掣痛，或伴发热，舌红苔黄腻，脉滑数。

【证候分析】多因外感湿热，或饮食不节，湿热内生，下注膀胱所致。

湿热蕴结膀胱，热迫尿道，故尿频尿急，尿道涩滞灼痛；湿热内蕴，煎灼津液，故小便短黄；湿热盛则尿浊如膏；湿热灼伤脉络则尿血；湿热久蕴不解，煎熬尿中杂质而成砂石，则尿中可见砂石；湿热阻滞，气机不畅，故小腹胀痛；湿热之邪上侵，波及肾脏，故腰痛；湿蕴郁蒸，郁蒸则发热，热淫肌表，可见发热；舌红苔黄腻，脉滑数为湿热内蕴之象。

【脉理分析】《素问·灵兰秘典论》曰："膀胱者，州都之官，津液藏焉。"邪气侵袭，膀胱气化不利，开阖失常，故湿热内生，气实血涌，脉来流利而脉滑。湿热胶结，热势氤氲，迫血运行，故见脉数。二者相合则为脉滑数。

【脉象特点】双手寸关尺三部脉滑数。

脉位——浮、中、沉取，皆可呈现滑利之脉。

脉数——脉来急促，一息五六至。脉律规整。

脉形——脉宽正常，脉长及三部。

脉势——应指圆滑，往来流利。

第六节　脏腑兼病脉象特点

一、心肾不交证

【临床表现】心烦，心悸，失眠，多梦，头晕，耳鸣，腰膝酸软，梦遗，口燥咽干，五心烦热，潮热盗汗，便结尿黄，舌红少苔，脉细数；或阳痿，腰膝冷痛，脉沉细无力等。

【证候分析】 多因久病虚劳，房事不节，肾阴耗伤，不能上奉于心，心火偏亢；或劳神太过，或情志忧郁，化火伤阴，心火内炽，不能下交于肾；或心火独亢，不能下温肾水，肾水独寒，皆可导致水火既济失调。

肾阴亏损，不能上养心阴，心火偏亢，水不济火，扰动心神，则见心烦，心悸，失眠，多梦；肾阴亏虚，脑髓、耳窍失养，则头晕，耳鸣；腰膝失养，则腰膝酸软；虚火内炽，相火妄动，扰动精室，则梦遗；阴虚阳亢，虚热内生，津液亏耗，失于濡养，则口燥咽干，五心烦热，潮热盗汗；便结尿黄，舌红，少苔，脉细数，则为阴虚火旺之征。心火不能下温肾水，肾水独寒，则见阳痿，腰膝冷痛，脉沉细无力。

【脉理分析】 肾阴亏损，营阴不足，脉道失充；加之阴虚火旺，虚热内炽，气血运行加速，故脉细数。或心火不交于肾，肾阳衰惫，鼓动无力；且心失调和，不能奉心化赤，营血亏少，故脉沉细无力，且以右尺脉尤甚。正如《诊家正眼·诊脉法象论》"右尺若细，下元冷惫"所言。

【脉象特点】 双手寸关尺三部脉细数，左寸脉细数有力，左尺脉细数无力；或双手寸关尺三部脉沉细无力，右尺脉尤甚。

脉位——脉位沉。轻触无明显脉搏搏动，中取搏动不明显，重取时方有明显指感。

脉数——至数快慢不拘。脉律规整。

脉形——脉宽小于正常，脉长可及三部。

脉势——多以应指无力多见，双尺脉尤甚。或兼见左寸脉脉搏有力。

二、心肾阳虚证

【临床表现】心悸怔忡，腰膝酸冷，肢体浮肿，小便不利，形寒肢冷，神疲乏力，精神萎靡或嗜睡，唇甲青紫，舌胖、淡暗或青紫，苔白滑，脉弱。

【证候分析】多因心阳虚衰，久病及肾，阴寒内盛，水气内停；或肾阳亏虚，气化无权，水气凌心所致。

心肾阳虚，鼓动无力，水气凌心，故心悸怔忡；阳虚则寒，形体失于温养，脏腑功能衰退，则腰膝酸软，形寒肢冷；肾阳亏虚，蒸腾气化失司，三焦决渎不利，水湿内停，泛溢肌肤，故肢体浮肿，小便不利；阳气不振，推动无力，机能衰退，则神疲乏力，精神萎靡或嗜睡；阳虚温运无力，血行不畅，故见唇甲青紫，舌淡暗或青紫；苔白滑，脉弱，则为心肾阳虚，水湿内停之象。

【脉理分析】《脉诀汇辨》曰："弱为阳陷，真气衰弱。"心肾阳虚，无力推动血液运行，脉气不能外鼓；真气不足，脏腑功能衰减，精血亏少，脉道失于充盈，故脉位深沉，脉形细小而松软，即为弱脉。

【脉象特点】双手寸关尺三部脉弱，左寸及双尺脉尤甚。

脉位——脉位沉。轻触无明显脉搏搏动，中取搏动不明显，重取时可感觉脉搏搏动。

脉数——至数正常，脉律规整。

脉形——脉宽小于正常，脉长可及三部。

脉势——软而无力。

三、心脾两虚证

【临床表现】心悸怔忡，失眠多梦，食欲不振，腹胀便溏，面色萎黄，眩晕耳鸣，神疲乏力，或见各种慢性出血，血色淡，舌淡嫩，脉弱。

【证候分析】多因久病失调，思虑过度，暗伤心脾；或因饮食不节，损伤脾胃，气血生化不足，心失血养；或慢性失血，气血亏耗，导致心脾气血两虚。

脾气亏损，气血生化不足，心血不足，心失所养，心神不宁，则心悸怔忡，失眠多梦；气血亏虚，不能上荣，故面色萎黄，眩晕耳鸣；脾主运化，脾虚气弱，运化失职，水谷不化，故食欲不振而食少，腹胀便溏；脾虚不能摄血，血不归经，则见各种出血，血色淡；神疲乏力，舌质淡嫩，脉弱，均为气血亏虚之征。

【脉理分析】《诊脉三十二辨》曰："气虚则脉弱。"脾虚气弱，无力推动血行，脉气不能外鼓，故脉位深沉；脾气亏损，气血生化不足，不能充盈脉道，故脉形细小无力，二者合之而为弱脉。

【脉象特点】左手寸关尺三部脉明显弱于右手，尤以左寸、右关脉明显。

脉位——脉位沉。轻触无明显脉搏搏动，中取搏动不明显，重取时可感觉脉搏搏动。

脉数——至数正常，脉律规整。

脉形——脉宽小于正常，但脉长可及三部。

脉势——软而无力。

四、肺肾阴虚证

【临床表现】咳嗽痰少，或痰中带血，或声音嘶哑，腰膝酸软，形体消瘦，口燥咽干，骨蒸潮热，盗汗，颧红，男子遗精，女子经少或崩漏，舌红少苔，脉细数。

【证候分析】多因久病咳喘、痨虫、燥热等损伤肺阴，或久病、房劳耗伤肾阴，肾肺失于濡养所致。

《血证论》曰："气生于肾而主于肺，肺阴足，则气道润而不滞；肾阴足，则气根蓄而内涵。惟肺阴不足，是以气燥而咳；肾阴不足，是以气浮而咳。"肺阴亏虚，气道失润，肺失清肃，故咳嗽痰少；虚火上炎，灼伤血络，耗伤津液，故痰中带血，声音嘶哑；肾阴不足，腰膝失养，故腰膝酸软；阴虚火旺，扰动精室，精关不固，则遗精盗汗；阴精不足，精不化血，冲任空虚，则月经量少；虚火内盛，迫血妄行，则女子崩漏；肺肾阴虚，虚热内蒸，故口燥咽干，骨蒸潮热，颧红，盗汗，形体消瘦；舌红少苔，脉细数等，皆为阴虚内热之征。

【脉理分析】肺肾两脏津液互滋，"金水相生"，气生于肾而主于肺。肺肾阴虚，则阴津无以载气，脉气不足，故脉势较弱；精血互化乏源，脉道不充，故其脉形细小；阴虚火旺而生热，热促血行，故脉来较数。因此，肺肾阴虚证的脉象多见细数，或兼软弱无力。

【脉象特点】双手寸关尺脉细数，右脉必大于左，或两脉俱细数无力。

脉位——轻触脉搏搏动微弱，中取搏动明显，重取时脉搏搏动减弱。

脉数——至数较正常为快，一息五六至，脉律规整。

脉形——脉宽小于正常，但脉长可及三部。

脉势——软而无力。

五、肝火犯肺证

【临床表现】胸胁灼痛，急躁易怒，头胀头晕，咳嗽阵作，痰黄黏稠，甚则咳血，烦热口苦，面红目赤，舌红苔薄黄，脉弦数。

【证候分析】多因情志郁结，气郁化火，肝火循经上逆；或邪热蕴结，肝火炽盛，上犯于肺，肺失清肃、肺络受伤而致。

肝郁化火，失于条达，肝经失柔，故见胸胁灼痛，急躁易怒，烦热口苦；肝火上扰，气血逆乱，故头胀头晕，面红目赤；肝火上犯于肺，肺失清肃，气逆于上，故咳嗽阵作；肺失宣降，水液失布，且热灼津液，炼液为痰，故痰黄黏稠；热迫血行，火伤肺络，故见咳血；舌红苔薄黄，脉弦数为肝火炽盛的表现。

【脉理分析】肝气郁结，气机不畅，疏泄失常，经脉失于柔顺、而见紧张拘束，故脉弦。肝火内炽，迫血运行，脉来急促，故见脉数。

【脉象特点】左关脉弦数，右寸脉数。

脉位——浮、中、沉三候均可见脉搏搏动。

脉数——至数较正常为快，一息五六至。脉律规整。

脉形——脉宽正常。脉长及三部，甚至超过三部。

脉势——脉管紧张度较高，如按琴弦；脉搏有平直感，直起直落。

六、肝胆湿热证

【临床表现】胁肋胀痛，纳呆腹胀，泛恶欲呕，口苦厌油，身目发黄，大便不调，小便短黄；或寒热往来；或阴部潮湿、瘙痒、湿疹，阴器肿痛，带下黄臭等，舌红，苔黄腻，脉弦滑数。

【证候分析】多由感受湿热病邪，或嗜食肥甘，化生湿热，或脾胃纳运失常，湿浊内生，郁而化热，熏蒸肝胆所致。

肝主疏泄，调节胆汁分泌。湿热内蕴，肝胆疏泄失职，气机不畅，故胁肋胀痛；湿热阻滞，脾胃纳运失司，则纳呆腹胀，厌油，泛恶欲呕；若湿浊下注偏盛则大便稀溏，若湿阻气滞则排便不爽，热偏盛则大便干结；湿热郁蒸，胆汁不循常道，泛溢肌肤，则身目发黄；胆气上溢，则口苦；湿热内蕴肝胆，少阳枢机不利，正邪相争，则寒热往来；若湿热循肝经下注，则阴部潮湿、瘙痒，或男子睾丸肿胀热痛，或妇人带下黄臭；舌红，苔黄腻，脉弦滑数，则为湿热常见之征。

【脉理分析】肝失疏泄，气机郁滞，血气敛束不伸，脉管失去柔和之性，紧张度较高，则见脉弦。湿热阻滞，壅盛于内，气实血涌，鼓动脉气，故脉圆滑流利而无滞碍，见脉滑；火热之邪，迫血运行，血行加速，故见脉数。

【脉象特点】双手寸关尺三部脉弦滑数，尤以左关脉明显。

脉位——浮、中、沉三候均可见脉搏搏动。

脉数——至数较正常为快，一息五六至。脉律规整。

脉形——脉宽一般正常，但脉长可及三部或逾于三部。

脉势——脉管紧张度较高，如按琴弦，且应指圆滑，往来流利。

七、肝郁脾虚证

【临床表现】胸胁胀满窜痛，腹胀纳呆，腹痛欲泻，泻后痛减，或便溏不爽，肠鸣矢气，兼见善太息，情志抑郁，或急躁易怒，舌苔白，脉弦或缓。

【证候分析】多因情志不遂，郁怒伤肝，肝失条达而横乘脾土；或饮食劳倦，损伤脾气，脾失健运，土壅侮木，肝失疏泄所致。

肝失疏泄，经气郁滞，故胸胁胀满窜痛；脾失健运，水谷不化，气滞湿阻，则腹胀纳呆，便溏不爽，肠鸣矢气，或大便溏结不调；肝郁气滞，横逆犯脾，运化失调，则腹痛欲泻；泻后气机条畅，故泻后痛减；肝失疏泄，则情志抑郁，善太息；若气郁化火，则急躁易怒；舌苔白，脉弦或缓，则为肝郁脾虚常见之征。

【脉理分析】虚劳内伤，中气不足，肝失疏泄，木旺乘脾，故脉管失柔而紧束，见弦脉；或脾胃虚弱，气血不足，加之湿浊内生，阻滞脉道，则脉象怠缓无力，弛纵不张，亦可见缓脉。

【脉象特点】左寸脉弦，右关脉缓。

脉位——浮、中、沉三候均可见脉搏搏动，但以中、沉取多见。

脉数——至数正常或一息四至，脉律规整。

脉形——脉宽一般正常或略大于正常；脉长及三部，甚至超过三部。

脉势——左关脉紧张度较高，如按琴弦；右关脉脉势纵缓，怠缓无力。

八、肝肾阴虚证

【临床表现】头晕目眩，胸胁隐痛，两目干涩，耳鸣健忘，腰膝酸软，失眠多梦，口燥咽干，五心烦热，或低热颧红，男子遗精，女子月经量少，舌红少苔，脉细数。

【证候分析】多因久病失调，或情志内伤，或房事不节，或温病日久等耗伤肝肾之阴，肝肾阴虚，阴不制阳，虚热内扰所致。

肝肾阴虚，水不涵木，肝阳上扰清窍，故头晕目眩；肝阴亏虚，肝络失濡，故胸胁隐痛；肝肾阴虚，目失滋养，则两目干涩；肾精不足，不能濡养清窍，髓海失养，则耳鸣健忘；肾阴不足，腰膝失养，故腰膝酸软；虚火上扰，心神不安，故失眠多梦；虚火扰动精室，精关不固，则见遗精；阴精不足，血海不充，冲任失养，则女子月经量少；口燥咽干，五心烦热，或低热颧红，舌红少苔，脉细数等，皆为阴虚失濡，虚热内炽之征。

【脉理分析】肝肾阴虚，阴血不生，脉道失充，虚热内扰，血行加速，故见脉形细小、脉率偏快之细数脉。

【脉象特点】双手寸关尺三部脉细数，左关及两尺脉细数无力。

脉位——轻触脉搏搏动微弱，中取搏动明显，重取时脉搏搏动减弱。

脉数——脉来急促，一息五六至。脉律规整。

脉形——脉宽小于正常，脉长可及三部。

脉势——左关及两尺脉细软无力。

九、脾肾阳虚证

【临床表现】腰膝、下腹冷痛，久泻久痢，或五更泄泻，完谷不化，便质清冷，或全身浮肿，小便不利，形寒肢冷，面色㿠白，舌淡胖，苔白滑，脉沉迟无力。

【证候分析】多因久病，耗伤脾肾之阳；或久泻久痢，脾阳损伤，不能充养肾阳；或水邪久踞、肾阳受损，不能温暖脾阳，终致脾阳、肾阳俱虚。

肾阳亏虚，温煦失职，则腰膝、下腹冷痛；脾阳虚弱，运化失职，故久泻不止；黎明之前阳气未振，命门火衰，阴寒偏盛，故黎明前腹痛泄泻，完谷不化，便质清冷；脾肾阳虚，不能温化水液，泛溢肌肤，故全身浮肿，小便不利；阳虚不能温煦全身，则形寒肢冷；阳虚水气上泛，故面色㿠白；舌淡胖，苔白滑，脉沉迟无力，皆为虚寒证常见之征。

【脉理分析】《濒湖脉学》云："有力而迟为冷痛，迟而无力定虚寒。"脾肾阳衰，虚寒内盛，阳气无力升举鼓动，故见脉位深沉、脉来迟慢、脉势无力。

【脉象特点】双手寸关尺三部脉沉迟无力，右关及双尺脉尤甚。

脉位——脉位沉。轻触无明显脉搏搏动，中取搏动不明显，重取时可感觉脉搏搏动。

脉数——脉来迟慢，一息不足四至。脉律规整。

脉形——脉宽正常或小于正常，脉长可及三部或不足三部。

脉势——应指无力。

主要参考书目

［1］ 胡希恕．伤寒论通俗讲话［M］．北京：中国中医药出版社，2008．

［2］ 刘永辉，周鸿飞点校．古今医案按［M］．郑州：河南科学技术出版社，2017．

［3］ 俞震．古今医案按［M］．达美君，校注．北京：中国中医药出版社，2008．

［4］ 张琪．张琪脉学刍议［M］．北京：中国医药科技出版社，2014．

［5］ 熊译孙．人参养营汤治贫血［J］．上海中医药杂志，1985，（01）：35．

［6］ 杨金萍．丁甘仁医著大成［M］．北京：中国中医药出版社，2019．

［7］ 陈华丰．初学脉诊一点通［M］．广州：广东科技出版社，2012．

［8］ 崔应珉．病机理论临证指南［M］．郑州：郑州大学出版社，2002．

［9］ 郭子光．中医奇证新编［M］．长沙：湖南科学技术出版社，1985．

［10］ 詹文涛．长江医话［M］．北京：北京科学技术出版社，2015．

［11］ 周唯．每天学点中医脉诊［M］．北京：中国医药科技出

版社，2014．

［12］包来发．明清名医全书大成：李中梓医学全书［M］．北京：中国中医药出版社，2015．

［13］林俊．治验四则［J］．云南中医学院学报，1987，10（03）：27-28．

［14］梁雨初．产后误补致狂［J］．湖南中医杂志，1987，（06）：51．

［15］邱志济，邱江东，邱江峰．朱良春治疗甲亢囊肿结节突眼的特色发挥—著名老中医学家朱良春教授临床经验（56）［J］．辽宁中医杂志，2004，（10）：809-810．

［16］张承烈．近代浙东名医学术经验集［M］．上海：上海科学技术出版社，2015．

［17］崔应珉．气血理论临证指南［M］．郑州：郑州大学出版社，2002．

［18］张奇文．名老中医之路续编（第2辑）［M］．北京：中国中医药出版社，2010．

［19］林文宗．血崩昏厥案［J］．四川中医，1987，（06）：37．

［20］孙一奎．孙文垣医案［M］．杨洁，校注．北京：中国医药科技出版社，2019．

［21］魏执真．名老中医魏执真心血管病经验发挥［M］．北京：中国协和医科大学出版社，2017．

［22］朱进忠．中医临证经验与方法［M］．太原：山西科学技术出版社，2018．

［23］王孟英．王孟英医学全书［M］．太原：山西科学技术出版社，2015．

［24］李士懋. 平脉辨证治专病［M］. 北京：中国中医药出版社，2014.

［25］蒋健. 临证传薪 曙光临床医学院教学医案选辑［M］. 上海：上海中医药大学出版社，2006.